宁波华美医院百年档案

（卷二）

中国科学院大学宁波华美医院（宁波市第二医院） 主持

蔡　挺　郑建军　主编

王兰平　吴　华　张巧穗　编著

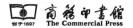

商务印书馆
The Commercial Press
创于1897

图书在版编目（CIP）数据

宁波华美医院百年档案. 卷二 / 王兰平等编著.
— 北京：商务印书馆，2021
ISBN 978-7-100-19824-0

Ⅰ.①宁… Ⅱ.①王… Ⅲ.①医院—历史—宁波
Ⅳ.①R199.2

中国版本图书馆CIP数据核字（2021）第064586号

浙江省社科规划课题研究成果

宁波华美医院百年档案（卷二）

蔡 挺　郑建军　主编
王兰平　吴 华　张巧穗　编著

商 务 印 书 馆 出 版
（北京王府井大街36号　邮政编码100710）
商 务 印 书 馆 发 行
北京虎彩文化传播有限公司印刷
ISBN 978 - 7 - 100 - 19824 - 0

2021年5月第1版　　　开本787×960　1/16
2021年5月北京第1次印刷　印张23½
定价：128.00元

编撰委员会

主　　编：蔡　挺　郑建军

执行总编撰：王兰平

编　　委：叶红华　胡耀仁　吴　为　严美娟　邵存龙
　　　　　茅月存　陈亚敏　钱序延　袁　征　吴　华
　　　　　张巧穗

编著者简介

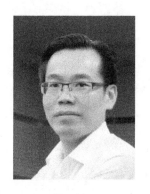

王兰平，男，1978年生，兰州大学历史学博士，历史学博士后，财政部应用经济学博士后。兰州大学兼职教授，清华大学客座研究员。浙江省首批"之江青年社科学者"，主持完成国家社科基金项目、中国博士后基金一等资助项目、浙江省社科规划重点项目、浙江省高校重大人文社科项目等，参与研究国家社科基金重大招标项目、上海市社科规划重大项目等，已于境内外发表中英文学术论文40余篇，出版学术论著8部。

作者 E-Mail：wanglanp@163.com

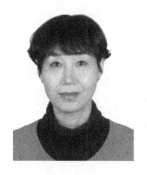

吴华，女，1960年生，南京军区军医学校毕业，副研究馆员，中国科学院大学宁波华美医院（宁波市第二医院）档案管理科科长，主管护师，国家三级心理咨询师，参与研究浙江省社科规划项目，发表学术论文多篇，出版学术论著2部。

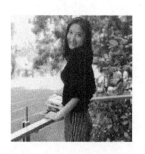

张巧穗，女，1991年生，上海大学历史系博士研究生，澳大利亚昆士兰大学高级翻译硕士，澳大利亚翻译局（NAATI）认证高级翻译（Level 3），参与研究浙江省社科规划重点项目，已于境内外发表中英文学术论文多篇，出版学术论著2部。

序　一

西方医学在中国从落地生根到如今的蓬勃发展，仅有百余年的历史。明末清初，欧洲教会陆续派遣传教士来华，他们大多采取迂回策略，以文化活动为外衣行传教之实。19世纪中后期，随着通商口岸的开放，来华传教士数量大增。当时西方医学已有较大发展，解剖学、生理学、病理学等日臻成熟，科学与技术的结合也使得医学实践在诊断、治疗等方面有了长足进步。而彼时的中国积贫积弱，缺医少药情况严重，医疗卫生条件差。在此背景下，"借医传教"成为首选，大批传教士来华开办诊所，西方医学传入中国，开始变得活跃，中西医学的碰撞、交流与融合也由此拉开序幕。

对于近代以来传教士在华的医疗活动，学界的评价比较一致：其根本目的是推广宗教，发展外国教会在华势力；但在客观上将西方现代医学和科学文化带到中国，产生的积极影响是不可否认的；传教士中优秀者的敬业献身精神和慈善情怀也给人留下深刻印象。最初，传教士行医以个人诊所为据，规模较小，除了布药外，主要行一些简单的外科手术。此举卓有成效，赢得了中国人对传教士的好感，也使中国人对西医技术与西药有了初步认识。教会和一些有识之士都看到了发展医疗事业的价值，于是在教会支持和地方士绅的资助下，19世纪末期，中国出现了一些规模较大的西医院。中国传统医学的特点是望闻问切综观全身、查验诊治一人包揽，游方郎中携一药箱便可四方施治；而西医分科繁细，医护各有其职，现代医院制度的雏形即随西医院的建立而慢慢发展起来。此外，在专门的医学院校出现之前，医院自行培养了一批西医人才和护工，为早期医学教育做出了一定贡献。

华美医院（现宁波市第二医院）是宁波的第一所西医院，在医治病患、培训医护、防治疫病、健康宣教等方面做出了很多贡献，对宁波乃至江浙地区医疗事业的发展有较大影响。

值得一提的是，华美医院虽为传教士初创，但在发展变迁中，中国人的积极参与是至关重要的，这点从医院数次易名的历史中也可见一斑。1843年，美国浸礼会传教士玛高温（Daniel J. Macgowan）初至宁波所开办的诊所，是在当地一名商人帮助租用的几间屋子里办起来的，称"浸礼老医局"。后传教士白保罗（Stephen P. Barchet）接管，将诊所迁址到宁波北城门外的姚江边，增设男病房，规模略有扩大；1880年，在当地士绅的捐助下又增设了女病房，才正式更名为"大美浸礼会医院"。1889年，传教士兰雅谷（J. S. Grant）接任院长，为支持医院发展，他将自己先前任浙江海关关医的俸禄悉数捐出，宁波地方人士也纷纷捐款支持医院建设，由此将院名更为"华美医院"，寓中美合作之意。而1926年开始兴建、至今仍在使用的华美医院住院大楼更为贴合地呼应了"华美"的院名。为筹建大楼，华人医生任莘耕与时任院长的兰雅谷一起奔走呼吁，获得了宁波当地人的踊跃捐助；后捐款范围扩大到杭州、南京、天津、北京等地，当时的不少富商政要纷纷施以援手，来自国内社会各界的捐款承担了超过半数的建楼费用。可以说，在华美医院的每个发展阶段，都有当地人士的重要贡献，他们是华美医院的主要建设者。

华美医院是近代以来最早兴建的西医院之一，历经百余年沧桑传承至今，见证了中国近现代医学发展的轨迹。医院档案留存相对完整，实为难得。现在，宁波市第二医院的领导和专家对华美医院的档案资料进行整理，出版系列丛书，是对医院百余年发展历程的回顾总结，更重要的是为医学史、文化交流史、近代社会史等方面的研究提供了真实的原始材料，相信会对相关研究有所裨益，是一件很有意义的事情。

是为序。

韩启德

2018 年 9 月 26 日

序 二

　　1991年，我参与《中国医学通史》的编纂，承担近代西医传入部分的撰写，在阅读文献时，关于华美医院的一则史料给我留下深刻印象。《中国丛报》(*Chinese Repository*，V.18，1849)上报道了"浸礼医局"的传教士医生玛高温(Dr. D. J. Macgowan)在月湖书院给当地的医生和学生讲授解剖学。这是中国最早的西医解剖学课程的记载。玛高温在教学中采用了人体解剖模型、一副人体骨骼以及一些挂图，引起听众的极大兴趣。在教学过程中，玛高温认为用中文来教授西医知识效果更好，但中文里缺乏许多西医解剖学词汇的对应词汇，他提出创造出一些容易为当地有文化的人所能理解的名词是非常必要的，因此，玛高温也是最早关注医学名词翻译的人。

　　2014年，为研究著名公共卫生学家兰安生(John Black Grant，1890—1962)，我带研究生专程前往华美医院查阅相关历史档案，得到了吴华老师的热情接待。1930年落成的华美医院大楼为中西合璧的建筑风格，坐北朝南，呈"冂"字形，拱形大门用条石砌筑，屋顶为中国传统的歇山式，庄重大气，大堂内方格藻井、柱头所嵌三块雀替均饰卷草纹，具西洋风格。参观了医院大楼后，吴华老师带我们来到档案室查看相关的档案资料。虽然历经一百多年的风云变幻、社会变迁以及人事变更，华美医院的历史档案保存相当完整，从年度医院报告到收支账册，从购买房屋的地契到慈善募捐的名册，从住院大楼设计的图纸到记载医院发展历程的珍贵照片。这些档案文献不仅是华美医院跨越三个世纪的历史见证，也为研究近代中国医学史和近代中国社会史提供了丰富的原始资料，弥足珍贵，具有重要的学术价值。

兰安生是近代历史上著名的公共卫生学家。兰安生的父亲兰雅谷（James Skiffington Grant，1861—1927）于 1889 年接任因病离职的白保罗（Stephen Paul Barchet，1843—1909），出任大美浸礼会医院院长。1890 年 8 月 31 日，兰雅谷夫妇喜得贵子，取名为路易斯·麦伯里（Louis Milbery），后来兰雅谷为怀念自己早夭的兄弟，将儿子的名字改为 John Black Grant，即兰安生。兰安生在宁波度过他愉快的童年，8 岁时被送到芝罘的英文学校念书，18 岁入加拿大阿卡迪亚大学学习。1913 年，兰安生进入密歇根大学医学院，毕业后，于 1918 年进入洛克菲勒基金会国际卫生部，1920 年入约翰霍普金斯大学公共卫生学院攻读公共卫生硕士。兰安生因出生中国，对中国有着特殊的情感，1921 年被洛克菲勒基金会任命为北京协和医学院病理学系副教授，兼任国际卫生部驻远东代表，担负开展公共卫生研究、开设公共卫生课程以及建立公共卫生系的任务。兰安生为中国近代公共卫生事业的发展做出了许多开创性的工作，如在北京建立了以第一卫生事务所为依托的城市社区医疗卫生服务，在河北定县建立了中国最早的农村基层医疗卫生体系等，他还将中国的经验推广到印度、波多黎各等国，为国际公共卫生和初级卫生保健学界所推崇。

兰雅谷从 1889 年至 1927 年执掌医院工作长达 38 年。任职期间，他殚精竭力，始终如一，将毕生精力献给了医院的发展和为病人服务的事业，赢得了当地民众的尊敬与爱戴。如《兰雅谷先生六秩大寿来华卅周纪念会劝集医院经费启》一文所云："先生精于医学，植品端方，居心慈善。三十年前来华，即任北门外华美医院院长，专以救世活人为急。约计自任事迄今，经其医治者不下数十万人，无不尽心竭力。"华美医院之名也来自于医院大楼为兰雅谷及宁波地方人士共同捐资兴建，以示美与华合作之好。因此，华美医院在中国近代医学史上具有特殊的地位与贡献。

华美医院是国内少数几所档案资料较完整的近代教会医院之一。医院现在将这些档案整理出来，陆续公开发表，不仅对研究近代医院的发展、研究疾病与社会的互动，研究当时的社会经济与人群健康状况等都具有重要的学术价值，也可为近代制度史、经济史、社会史研究提供重要的参考。

张大庆

2018 年 9 月 11 日

说　明

　　一、宁波华美医院是浙江近代首家西医院，也是第一次鸦片战争后外国人在华建立的第一家西医院，是中国历史最悠久的西医院之一。医院源于1843年11月美国浸礼会传教士玛高温（Daniel Jerome Macgowan，1814—1893）医生于宁波所开设之西医诊所，1951年10月13日由中国人民解放军华东军区宁波军事管制委员会接办，1954年10月16日更名为宁波市第二医院，2018年11月8日更名为中国科学院大学宁波华美医院（宁波市第二医院）。医院跨越了3个世纪，迄今已近178周年历史，可谓历经沧桑。20世纪上半期，华美医院是宁波乃至全省医技水平高、诊疗设备先进，且颇具规模和影响力之西医院；现在更是集医疗、教学、科研、预防、保健于一体，在浙东地区具有重要影响力之现代化三级甲等综合性医院。故而言之，宁波华美医院是早期在华西医院发展之见证和缩影，在中国西医发展史上具有重要的地位。

　　二、宁波华美医院档案主要集中收藏于宁波市档案馆（市二院移交而来）和美国浸礼会历史协会（America Baptist Historical Society）等处，此外还散见于相关教会档案、外交档案、境内外期刊报纸、民间私藏及近代来华外国人书信、日记、传记、回忆录等。市二院档案室亦收藏少量华美医院档案。目前所知，宁波华美医院是国内少数几所档案资料较完整的近代教会医院之一。上述这些档案既是院史，也是近代中国医疗卫生史、社会史、中西关系史等研究之原始史料，弥足珍贵，具有重要价值。可惜目前绝大多数档案仍束之高阁，有些迄今尚未公布，亦未经系统整理和研究，利用不便，不利于充分发挥其价值。鉴于此，我们决定对华美医院百年档案进行系统整理和出版。

三、本书题作《宁波华美医院百年档案》，系大型多卷本图文档案系列丛书，其所辑释之百年档案是指目前所了解反映该院 1843 年 11 月创立以来至 1951 年 10 月 13 日由宁波市军事管制委员会接办之前这一段时期各方面情况的有关档案。

四、本书按原始档案形成时间先后为序编撰，此处所言时间，指档案如有明确原始书写或印制时间者，以此系年；如原始书写时间或印制时间和期刊报纸刊载档案时间并存者，取前者；如无任何明确时间，则根据档案内容和相关史实推测系年。

五、中文档案释文，依据档案原件或影印件使用通行简体字释录，并加现代标点；非中文档案释文，亦依据档案原件或影印件使用原文字释录，视情况附中文译文，以供参考。

六、本书所辑释之有关契约文书，绝大多数系首次公布，为便于进一步研究，契约文书释文前附有契约文书照片影印件，上述文书照片原件现保存于市二院档案室，文书原件藏于何处尚不清楚。较之契约文书原件，现见其照片原件尺寸或有较大比例缩小，须借助放大镜才可释读，甚至有些文字、印记几不可释。

七、档案的拟题以向读者提供尽量多的学术信息为原则，凡原题符合以上原则者，即行采用，不符合者则重新拟题。

八、凡档案所见文字文义可通者，均以其原件或影印件为准，若其文字有误，则保留原文，于错误文字后用（ ）注出正字；若其有脱文，可据他本或上下文义补足，将所补之字置于〔 〕内；改、补理由均见校记。

九、因档案残缺造成缺字者，用□表示，不能确知缺几字者，上缺用▭▭表示，中缺用▭▭表示，下缺用▭▭表示，一般占三格。

十、凡缺字可据他本或上下文义补足，将所补之字置于□内，并于校记中说明理由；档案原文残损，但据残笔画或上下文可推知某字者，径补；无法拟补者，从缺字例；字迹清晰，但不识者于该字之后注（？），以示存疑；字迹模糊，无法辨识者，亦用□表示。

十一、档案原书者未书完或未书全者，用"（以上原缺文）""（以下原缺文）"表示。

十二、档案所见俗体、异体字，凡可确定者，一律改作通行简体字。

十三、档案所见笔误和笔画增减，径行改正。

十四、档案所见同音假借字照录，但用（ ）于该字之后注出本字。

十五、档案所见倒字符号者，径改；有废字符号者，不录；有重叠符号者，直接补足重叠文字，均不出校。有涂改、修改符号者，只录修改后之文字；无法确定哪几个字是修改后应保留者，两存之。有涂改符号者，能确定确为作废者，不录；不能确定已涂抹之文字，则照录。原书于行外之补字，径行补入行内；无法确定补于何处者，编著者拟补，并出校记。

十六、档案所见衍文，均保留原状，但于校记之中注明，一般说明理由。

十七、档案所见其他注文和印记，一般亦予以说明。

十八、本书所辑释之部分契约文书与美国浸礼会有关，似与宁波华美医院无直接关系，不过浸礼会在甬建立华美医院主要目的是为了服务于传教，医院是浸礼会在甬传教事业之重要组成部分，故而此部分契约文书似与医院亦存在某种联系，也很难将其与医院档案割裂开来，因此本书亦将其视作医院档案之一部分予以收录。

十九、为行文简洁，体例尽可能统一，本书所引用或参考之论著，首次一般注明编著者、书名、出版地、出版社、出版年份和页码，以后引用同名论著一般只注明著者、书名和页码。所涉及外国人名、机构名等，一般首次均写明中文译名和原名，以后出现仅写中文译名。

二十、因目前客观条件制约，本书先行整理并出版医院中文档案，之后再推行到英文档案。

目录

1922 年

青年会募捐大会开幕

宁波青年会为建筑新会所，已于前日（八号）晚六时开募捐大会，由会稽道尹黄涵之会宴各组长。到者除道尹外，有王镇守使、姜知事、林厅长、夏参谋以及绅商学各界领袖八十余人。至七时开筵。当时预缴捐款五百元者计七组，如黄道尹、姜知事、林厅长、孙鲁贯、陈贤玠、陈元渭、张显民、杨传炳、贝连甫、任莘耕、[一]方保廉、包湘涛等。

首由黄道尹致颂词。

次由余日章博士演讲，其大旨皆赞许甬青年会此次募捐为必要之时机，并称该会由中国捐款建筑会所，不愿以外资补助之，尤为各处青年会之模范，异日成功，其为人之钦佩，自无待言，足见甬人士之热心斯会云。

次由胡咏骐总干事报告会务，及捐募进行事宜。

席毕，摄影而散。

【校记与考释】

[一]"任莘耕"，亦见写作"任莘畊""任心畊""任华钝"，英文名一般写作"Warden F. Ren"，以上诸名均指同一人，下同，不另出校。

【说明】上述报道刊载于《申报》1922 年 3 月 12 日。

姜山赛会肇事余闻

　　鄞县姜山赛会肇祸一案，已志前报。兹闻姜山方面舆论，仇视禁会者已稍缓和。闻有惋惜陈君俊明等，为地方公益而受累者。现陈君寓甬，已向县署进禀。至陈阿高暨陈才仁，已挽人说项。陈守一则业于昨日远飏至上海矣。又闻因迎会而受伤来甬就医之人，其住华美医院者：有王祥根，年四十三岁，姜山人，神犯，弹洞右臂；励性善，十八岁，姜山人，看客，弹穿左臂；王正发，四十四岁，石桥人，神犯，弹穿肠，二十五号进院，二十七号出院，后死在途；门诊张阿才，二十三岁，石桥人，神犯，弹中左大腿。除王正发外，余均可保无虞。

【说明】上述报道刊载于《申报》1922 年 4 月 1 日。

民国十一年（1922）
董月兔与浸会女学校立永远实卖契

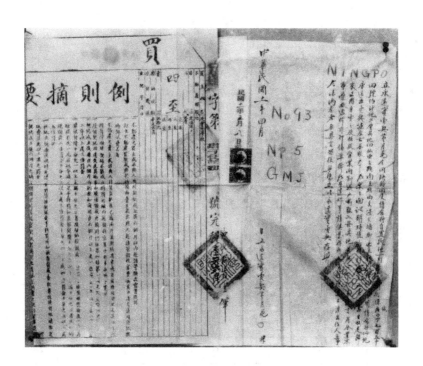

【释文】

立永远实卖契

董月兔今因缺钱用度，情愿将自置民地一则，土名□□衖，系城字七百五十四号，约计地二厘，其地四址，东至路，南至路，西至浸会墙脚，北至路为界，四址分明，情愿将此地永远出卖与浸会女学校户下为业。三面议明，时值永价洋二十元正，其洋当日收足，归家正用。自卖之后，任从管业、开割、过户、输粮、入册。其地并无上下人等乱言有分（份），业不重叠，抵当价非利债准折。如有违碍等情，俱是得价人自行理直，不涉出洋人之事。今来两愿，各无异言，恐后无凭，立此永远实卖契，存照行。

中华民国十一年四月　日立永远实卖契：董月兔（押）〇　押

中代：杨肯堂笔

【说明】

（一）此契见添注"NINGPO""No.93""Np.5""GMJ"。

（二）此契贴面值一分"中华民国印花税票"二枚，旁注"民国十一年五月八日收到税银讫"。

（三）此契附民国时期《买契》，见右边印一行骑缝字号"定地字第四千五十八号　完税一元二角"，已被截为半字。上述《买契》其文如下：

	买主姓名	浸会女学校
	不动产种类	地
	座落	定海城
	面积	二厘
买契	四至	东至
		南至
		西至
		北至
	卖价	二十元
	应纳税额	一元二角
	原契几张	
	立契年月日	

续表

	例则摘要:
买契	一、不动产之买主或承典人须于契纸成立后六个月以内赴该管征收官署投税。 一、订立不动产买契或典契时须由卖主或出典人赴该管征收官署填具申请书请领契纸，缴纳契纸费五角。 一、不动产之卖主或出典人请领契纸后已逾两月，其契约尚未成立者，原领契纸失其效力，但因有障碍致契约不能成立时，得于限内赴征收官署申明事由，酌予宽限。 一、原领契纸因遗失及其他事由须补领或更换时，仍依第四条第一项之规定缴纳契纸费。 一、契约成立后六个月内纳税，如逾限在六个月以上，处一倍罚金，一年以上，处二倍罚金，二年以上处三倍罚金。 一、匿报契价十分之一以上未满十分之二者，照短纳税额处一倍罚金；惟匿报数虽及一成，其短税不及一元者，只令补足，免予科罚；如匿报契价十分之二以上未满十分之三者，照短纳税额处二倍罚金；十分之三以上处三倍罚金；十分之四以上处四倍罚金；十分之五以上处五倍罚金。 一、私纸立契，除投税时先据声明请换契纸免予科罚外，如被告发或查出者，改换契纸，补缴契纸费，并处以二倍之罚金。 一、契约成立后六个月之纳税期间，限于遵领官契纸者，适用之其私纸所书之契约，若事后不换写契纸，以逾限论。[一] 一、逾期未税之契，诉讼时无凭证之效力。[二]

（四）此契及《买契》钤印三方。一方钤于契文中价数处，另二方钤于此契与《买契》粘连处等，印文均为"定海县印"。

【校记】

[一]"不换写契纸，以逾限论"，据同时期同类《买契》补。

[二]"一、逾期未税之契，诉讼时无凭证之效力"，据同时期同类《买契》补，下同，不另出校。

民国十一年（1922）
杨肯堂与浸会女学校立永远实卖契

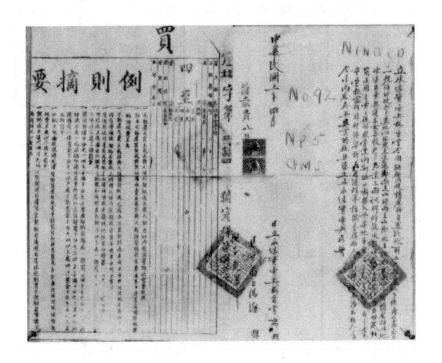

【释文】

立永远实卖契

　　杨肯堂今因缺钱用度，情愿将自置民地一则，土名镇鳌山下，系甬字四千二百二号，约计地二分，其地四址，东至浸会墙脚，南至山坎，西至山脚，北至路为界，四址分明，情愿将此地永远出卖与浸会女学校户下为业。三面议明，时值永价洋十二元正，其洋当日收足，归家正用。自卖之后，任从管业、开割、过户、输粮、入册。其地并无上下人等乱言有分（份），业不重叠，抵当价非利债准折。如有违碍等情，俱是得价人自行理直，不涉出洋人之事。今来两愿，各无异言，恐后无凭，立此永远实卖契，存照行。

中华民国十一年四月　日立永远实卖契：杨肯堂（押）忠　押

见中：芮上阳（押）□　押

代字：亲笔

【说明】

（一）此契见添注"NINGPO""No.92""Np.5""GMJ"。

（二）此契贴面值一分"中华民国印花税票"二枚，旁注"民国十一年五月八日收到税银讫"。

（三）此契附民国时期《买契》，见右边印一行骑缝字号"定地字第四千五十九号　完税七角二分"，已被截为半字。上述《买契》其文如下：

	买主姓名		浸会女学校
	不动产种类		地
	座落		甬东庄
	面积		二分
买契		东至	
	四至	南至	
		西至	
		北至	
	卖价		十二元
	应纳税额		七角二分

续表

	原契几张	
	立契年月日	
买契	例则摘要： 一、不动产之买主或承典人须于契纸成立后六个月以内赴该管征收官署投税。 一、订立不动产买契或典契时须由卖主或出典人赴该管征收官署填具申请书请领契纸，缴纳契纸费五角。 一、不动产之卖主或出典人请领契纸后已逾两月，其契约尚未成立者，原领契纸失其效力，但因有障碍致契约不能成立时，得于限内赴征收官署申明事由，酌予宽限。 一、原领契纸因遗失及其他事由须补领或更换时，仍依第四条第一项之规定缴纳契纸费。 一、契约成立后六个月内纳税，如逾限在六个月以上，处一倍罚金，一年以上，处二倍罚金，二年以上处三倍罚金。 一、匿报契价十分之一以上未满十分之二者，照短纳税额处一倍罚金；惟匿报数虽及一成，其短税不及一元者，只令补足，免予科罚；如匿报契价十分之二以上未满十分之三者，照短纳税额处二倍罚金；十分之三以上处三倍罚金；十分之四以上处四倍罚金；十分之五以上处五倍罚金。 一、私纸立契，除投税时先据声明请换契纸免予科罚外，如被告发或查出者，改换契纸，补缴契纸费，并处以二倍之罚金。 一、契约成立后六个月之纳税期间，限于遵领官契纸者，适用之其私纸所书之契约，若事后不换写契纸，以逾限论。 一、逾期未税之契，诉讼时无凭证之效力。	

（四）此契及《买契》钤印三方。一方钤于契文中价数处，另二方钤于此契与《买契》粘连处等，印文均为"定海县印"。

民国十一年（1922）
夏柏房与浸礼会郝培德立永远尽卖屋契

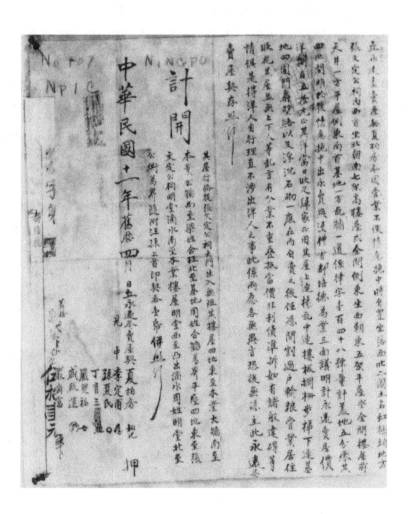

【释文】

立永远尽卖屋契

夏柏房今因管业不便，情愿挽中将自置，坐落西北二图，土名虹桥头地方，张文定公祠内西首，坐北朝南七架高楼屋二全间；侧东坐西朝东五架平屋三全间，楼屋前天井一方，平屋侧东南首基地一方，瓦墙一道，系律字一百四十八号，量计盖地五分零，其四址开明于后，情愿挽中出永卖与浸礼会郝培德为业。[一]三面议明，计永远卖屋价洋八百五十元正，其洋当日收足，归家正用。其屋上连椽瓦、中连楼板、搁栅、步梯，下连基地，四围门扇、壁络以及浮沉、石砌一应在内，自卖之后，任凭开割、过户、输粮、管业、居住、收花，其屋并无上下人等乱言有分（份）。业不重叠，抵当价非利债准折。如有诸般违碍等情，俱是得洋人自行理直，不涉出洋人之事。此系两愿，各无异言，恐后无凭，立此永远尽卖屋契，存照行。

计开：

其屋行路，从张文定公祠大门出入无阻。其楼屋四址，东至本业大墙，南至本业公墙，西至梁姓合柱，北至基地周姓合墙为界。平屋四址，东至张文定公祠明堂滴水，南至本业楼屋明堂，西至凸出滴水周姓明堂，北至公衖为界。随附汪孙上首印契各一纸，并照行。

中华民国十一年旧历四月

日立永远尽卖屋契：夏柏房（押）柏记　押

　　　　见中：李定甫（押）李

　　　　孙夏民（押）〇

　　　　丁育三（印）▭（押）□

　　　　严双福（押）⊖

　　　　戚启运（押）□

务代笔：严齐富笔

【考释】

[一]"郝培德"，L. C. Hylbert。

【说明】

（一）此契见添注"NINGPO""No.107""Np.1C"。

（二）此契附民国时期《买契》，见右边印一行骑缝字号"鄞地字第四千八□□□号　完税五十一元"，已被截为半字。上述《买契》（部分）其文如下：

买契	买主姓名	郝培德
	不动产种类	地

（三）此契及《买契》钤印五方。三方钤于契文标的物位置、中价数、年份等处，另二方钤于此契与《买契》粘连处，五方印文似同，应为"定海县印"。

（四）此契加盖民国十四年鄞县地方审判厅登记处印，印文如下：

鄞县地方审判厅登记处
登记簿第 14 册第 157 页第 417 号
中华民国十四年九月廿四日收件第 181 号

1923 年

民国十二年（1923）
效实学会与华美医院立永远实卖基地连屋契

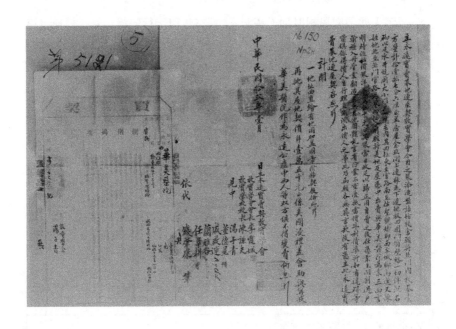

【释文】

立永远实卖基地连屋契

效实学会今因乏银添造盘诘坊校舍，愿将北门内校基一方，量计十一亩七分六厘正，并房屋念（廿）九间，上连椽瓦，下连地板，四围门窗、壁络，一切浮沉、石砌，以及水井、坑厕、大小门户一应在内，其四址，东至官路，南至佑圣观墙脚，西至城脚马道又陈姓地，北至北门官路为界，四址分明，愿将是地及屋凭中出卖与华美医院为业。三面言明，时值估价银洋一万五千元正，其银当日收足，以归正用。自卖之后，任凭业主开割、过户、输粮、入册、管业、翻造。并无其他团体乱言有份。业不重叠，抵当价非利债准折。如有违碍等情，俱系得价人自行理直，不涉出价人之事。此乃两愿，各无异言，欲后有凭，立此永远实卖基地连屋契，存照行。

计开：

一、地址曲直绘有地图，加盖图章，附粘契后并照行。

再批：

其屋地契，价洋一万五千元正，系美国浸礼差会助与宁波华美医院作为永远公产，中西人等双方俱不得变卖。并照行。

中华民国十二年一月

日立永远实卖契：效实学会（印）宁波效实学会章

效实学会会长：李霞城（印）霞城

效实学校校长：陈谦夫（印）陈谦夫章

见中：汤子青（印）子青

董德星（押）□

戚启运（押）K. Y. Chih

兰雅谷（押）James Skiffington Grant

任莘耕（印）莘耕（押）Warden F. Ren

依代：钱肇康笔

【说明】

（一）此契见添注"No.150""Np.2H"。

（二）此契附民国十四年《买契》，左右两边各印一行骑缝字号"□□字第五千一百二十一号　完税银无"，已被截为半字。上述《买契》其文如下：

买主姓名	华美医院	买价	一万五千元
不动产种类	地	应纳税额	免
座落	北门内	原契几张	乙（一）张〔一〕
面积	十一亩七分六厘	立契年月日	民国十二年一月　日

东至	官路	南至	估圣观墙脚	西至	城脚马道又陈姓地	北至	北门官路

<table>
<tr><td rowspan="1">买契</td><td>

例则摘要：

一、不动产之买主或承典人须于契纸成立后六个月以内赴该管征收官署投税。

一、订立不动产买契或典契时须由卖主或出典人赴该管征收官署填具申请书请领契纸，缴纳契纸费五角。

一、不动产之卖主或出典人请领契纸后已逾两月，其契约尚未成立者，原领契纸失其效力，但因有障碍致契约不能成立时，得于限内赴征收官署申明事由，酌予宽限。

一、原领契纸因遗失及其他事由须补领或更换时，仍依第四条第一项之规定缴纳契纸费。

一、契约成立后六个月内纳税，如逾限在六个月以上，处一倍罚金，一年以上，处二倍罚金，二年以上处三倍罚金。

一、匿报契价十分之一以上未满十分之二者，照短纳税额处一倍罚金；惟匿报数虽及一成，其短税不及一元者，只令补足，免予科罚；如匿报契价十分之二以上未满十分之三者，照短纳税额处二倍罚金；十分之三以上处三倍罚金；十分之四以上处四倍罚金；十分之五以上处五倍罚金。

一、私纸立契，除投税时先据声明请换契纸免予科罚外，如被告发或查出者，改换契纸，补缴契纸费，并处以二倍之罚金。

一、契约成立后六个月之纳税期间，限于遵领官契纸者，适用之其私纸所书之契约，若事后不换写契纸，以逾限论。

一、逾期未税之契，诉讼时无凭证之效力。
</td></tr>
</table>

卖主：效实学会

中人：汤子青

中华民国十四年十二月七日县给

（三）此契及《买契》钤印四方。二方钤于契文中价数、年份处，另二方钤于此契与《买契》粘连处和《买契》所署年份处，印文模糊，未识。

【校记】

〔一〕"乙"，据文义校作"一"，下同，不另出校。

民国十二年（1923）
戴宏量与真神堂立永远绝卖地契

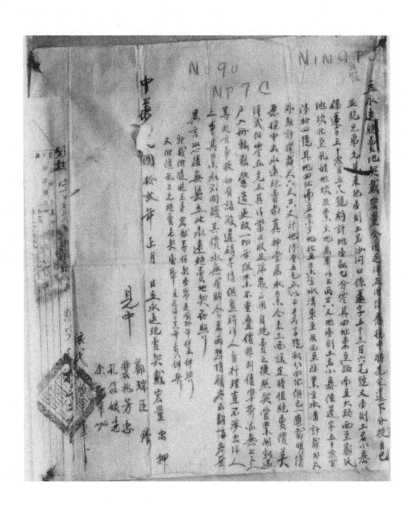

【释文】

立永远绝卖地契

戴宏量今因乏洋正用，情愿挽中将先父遗下分授自己并胞兄弟允兑来地一则，土名沙河口，系蓬字五千三百六十七号，又一则土名小岙，系蓬字五千三百五十八号，约计地一亩七分零，其四址，东至路，南至大路，西至郑氏地坎，北至孔姓地坎及业主地为界，以上两共；又地一则，土名小岙，系蓬字五千三百六十四号，其地四址，南至业主地，北至业主水沟，东至及西至除业主水沟，计裁二尺，外起计润（阔）裁尺六尺，[一]共丈计地六厘五毛（毫）正，以上土名、字号、亩分、四址俱已一应载明，情愿挽中出永远绝卖与真神堂为永业。今来三面议定，时值绝卖价英洋二百零五元正，其洋当日收足，归家正用。自绝卖之后，照契管业、开割、过户、入册、输粮、营造、更改，一切无阻。业不重叠，价非利债准折，亦无上下人等乱言争执。如有诸般违碍等情，俱是得洋人自行理直，不涉出洋人之事。其业永不回赎，其价永无找贴。今来两想（相）情愿，[二]各不翻悔，各无异言，恐后无凭，立此永远绝卖地契，存照行。

计载：

附随胞兄弟宏献等并契一纸。民国十年并来，并照行。

又，附随孔三允绝卖老契一纸，是光绪二十六年买入，并照行。

中华民国十二年正月　日立永远绝卖契：戴宏量（押）忠　押

见中：郑瑞臣（押）□

裴兆芳（押）忠

孔筱娘（押）忠

余元章（押）□

依代：林国秉笔

【校记】

［一］"润"，据文义校作"阔"，下同，不另出校。

［二］"想"，据文义校作"相"。

【说明】

（一）此契见添注"NINGPO""No.90""Np.7C""第 2404 号"。

（二）此契附民国时期《买契》，见右边印一行骑缝字号"定地字第□□□□号　完税□□□□"，已被截为半字。上述《买契》（部分）其文如下：

	买主姓名	真神堂
买契	不动产种类	地
	座落	岱山庄
	面积	一亩七分六厘五毛（毫）

（三）此契及《买契》钤印二方。一方钤于《买契》，另一方钤于此契与《买契》粘连处等，印文均为"定海县印"。

民国十二年（1923）
戴宏量与真神堂立永远绝卖瓦屋契

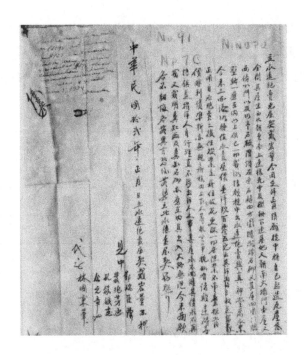

【释文】

立永远绝卖瓦屋契

　　戴宏量今因乏洋正用，情愿挽中将自己起造瓦屋三全间，其屋坐西北朝东南，上连椽瓦，中及搁栅，下连基地，又朝南大墙门一座，又两傍小门，以及明堂、石板，阶沿石条、石砖，四方围墙、沉浮、石砌，又其屋四围门窗、壁络一应在内，以上俱已一切载明，情愿挽中出永远绝卖与真神堂为永业。今来三面议明，时值永卖屋价英洋九百零五元正，其洋当日收足，归家正用。自永绝卖之后，任从业主居住、收花、更改，一切无阻。业不重叠，抵当价非利债准折。亦无亲房、族内上下人等乱言争执。如有诸般违碍等情，具是得洋人自行理直，不涉出洋人之事。其屋永不回赎，其价永不再找。又载明粪缸厂及粪缸、石砌亦应在内，其出入大路无阻。今来两愿，各不翻悔，各无异言，恐后无凭，立此永绝卖屋契，存照行。

中华民国十二年正月　日立永远绝卖屋契：戴宏量（押）忠　押

见中：郑瑞臣（押）□

裴兆芳（押）忠

孔筱娘（押）忠

余元章（押）□

代字：林国秉笔

绝卖契吉行。

【说明】

（一）此契见添注 "NINGPO" "No.91" "Np.7C"。

（二）此契见西人英文数行，识得 "This time deed when calls for $1,095.00, but this one for $905.00, the difference caused by loaning for church & repaid as $190.00 special contribution from who under □ by Mr. T. C. Bau & repaid June 5, 1924. J. W. Decker" 数语。

青年会征求会闭幕

　　青年会第五届征求会员，业于四月十四日闭幕，计共征得会费七千一百六十四元，会员八百六十八人。以郑植生君所领之火星队为最优胜，计征得会费一千一百六十分。次为余润泉君所领之木星队，计得一千一百另四十分。个人得分最多者为火星队郑植生君，次多为土星队任莘耕君。个人介绍人数最多者为天王星队袁九星君，次多为水星队周祥麟君。按比年以来灾振迭兴，市面冷静，而该会此次征求，成绩优美，诚为难得也。

【说明】上述报道刊载于《申报》1923 年 4 月 18 日。

命令（给予兰雅谷三等嘉禾章）

又令：兰雅谷给予三等嘉禾章，此令。

【说明】上述报道刊载于《申报》1923 年 5 月 7 日。

宁波建筑大医院募捐

甬埠建有华美医院，已历八十载，院中向由外国教士兼医生充任其职，而华人佐之。三十年前，有来自坎拿大之兰雅谷医博士，担任医务，并极力整顿院规，成绩甚佳。今兰博士大发宏愿，拟筹三十余万基金，以创设浙江无上医院。昨偕其高足任莘畊医生来沪筹募捐款，宁波旅沪绅商一致赞成，竭力向诸大善士劝募。闻皆踊跃乐输，则此大医院有指日成立之望矣。

【说明】上述报道刊载于《申报》1923 年 8 月 2 日。

华美医院开始募捐

华美医院院长兰雅谷（美国人），副院长任莘耕，以就医该院者甚多，势难容纳，爰于去岁倡议，购地建筑新医院。预定募捐三十六万，在中国募捐十二万，其余二十四万捐自美国煤油大王及外国教会。昨兰医士与任医士赴沪，开始募捐，有杜景三、朱葆三、周宗良、方椒伯诸君等各输巨款，时未二旬，已募得五万余元矣。

【说明】上述报道刊载于《申报》1923 年 9 月 3 日。

宁波华美医院第一次鸣谢诸大善士

启者：

敝院建筑新医院，承官商绅学各界提倡募捐，今蒙大善士：

吴荫庭翁，助洋五千元；无名氏翁，助洋五千元；周宗良君，认助洋四千元；黄和卿君经募，无名氏君，助洋二千元；又叶惠房，助洋一千元；又陈瑞海翁，助洋五百元；又苏寿田君，助洋三百五十元；张朗斋君，助洋五百元；又经募，孙瑞甫君，助洋五百元；徐庆云君，助洋一千元；秦珍荪君，助洋一千元；余葆山君，认募洋一千元；姜炳生君，助洋一千元；方丛桂轩，助洋一千元；陈子埙君，认助洋一千元；曹兰彬君，认募洋一千元；邬挺生君，助洋一千元；张延钟君，助洋一千元；醒庐，助洋五百元；仁寿堂严，助洋五百元；董杏生君，认募五百元；钱中卿君，认募五百元；方半间庐，助洋五百元；方爱吾庐，助洋五百元；方寿房，认募洋五百元；张仁模君，助洋五百元；陈蓉馆君，认募洋五百元；周茂兰君，认助洋五百元；陈楚湘君，认助洋五百元；严子均君，助洋五百元；乐振葆君，认募洋一千元；谢蘅窗君，助洋五百元；虞洽卿，助洋五百元。

医院关系治病卫生，荷蒙诸公首先资助巨款，登高一呼，万山皆应拜，受仁施，先此鸣谢。

院长兰雅谷、汤默思、任莘耕同启

【说明】上述报道刊载于《申报》1923 年 9 月 7—10 日。

宁波华美医院院长兰雅谷启事

谨启者：

　　前承蒙诸大善士捐助或经募本医院捐款，无任感佩。敬志将该捐款迳送河南路美华银行或南市通商分银行代收，由该银行掣付收条为凭，特此声明，并鸣谢忱。

【说明】上述报道刊载于《申报》1923 年 9 月 7—10 日。

工程局常会纪（1923.10.3）

　　江北岸工程局三日下午四时开常会，[一]出席者，华董事有余润泉、陈南琴、沈崇如、包湘涛、濮卓云、李庆林、邬锡凤，西董事有汤医生（华美医院）、亚细亚大班、太古大班及其税务司等，将经济股提议整顿户捐以及三厘码头捐改为照税银百分之三征收二案，付讨论。金谓本局各种设施，其路灯清道等，需费浩大，且此次江北开掘自流井三口，经费亦属不敷，而所有户捐，又多琐碎，甚有日纳数个铜元者，应行酌量增加，以裕收数，而资整顿。又三厘码头捐，改为关税银百分之三征收，较为公允，且一年增加收入不少。对于各种工程，如建筑小菜场等，均可次第进行，惟此案俟户捐整顿后，再行讨论云。

【考释】

　　［一］"江北岸工程局"，始设于清光绪年间，由宁绍台道委任浙海关税务司管理。

【说明】上述报道刊载于《申报》1923 年 10 月 7 日。

遗失皮夹赏格广告

今由博物院路青年会下人力车时，遗失黑色皮夹一只，内有宁波华美医院捐簿数本及一切信函等件，或在途中，或在车上遗失。倘落他人之手，毫无价值用处，于鄙人有不方便。如有人拾得，请将该皮夹送至河南路美华银行黄君转交，自当谢洋念（廿）元，决不食言。

宁波华美医院兰白[一]

【考释】

[一]"兰"，兰雅谷。

【说明】上述报道刊载于《申报》1923 年 11 月 7—9 日。

宁波华美医院第二次鸣谢诸大善士

　　兹蒙：卢督办，助洋一千元；张省长，助洋五百元；张财政厅长，认募一千元；宁波王镇守使，认募一千元；黄道尹，助洋五百元，又认募二千元；袁交涉使，认募一千元；上海万国体育会，助洋三千元；种德堂徐，助洋五百元；新顺泰号，助洋五百元；戴耕莘君，认募五百元；邵尔康君，认募五百元；何葆龄君，认募五百元；孔颂馨君，认募五百元；邵声涛君，助洋一千元；王正康君，认募一千元；方液仙君，认募一千元；张显民君，认募五百元；乐甬生君，认募五百元；林渭舟君，认募五百元；陈南琴君，认募五百元；无名氏君，认募五百元；史春芳君，认募五百元；洪贤访君，认募五百元；邬彬生君，认募五百元；李旌门君，认募五百元；袁履登君，认募一千元；孙梅堂君，[一]助洋五百元；王习甫翁，认募五百元；胡新甫君，认募五百元；李拙君，助洋二百元；丁忠茂君，助洋一百元；梅记君，助洋一百元；朱旭昌君，助洋一百元；方哲民君，助洋三百元；岑廷康君，助洋一百元；徐博泉君，募洋一百元。

　　拜领之下，先此鸣谢。

　　院长兰雅谷、汤默思、任莘耕同启

【考释】

　　［一］"孙梅堂"，英文名一般写作"Madoc Sung"或"Sung Mei Dong"。

【说明】上述报道刊载于《申报》1923 年 11 月 9 日。

宁波华美医院启事（1923.11.13—15）

　　敝院长兰雅谷君阳历十一月七日在上海博物院路下人力车时，遗失黑色皮夹一只，内有宁波华美医院捐簿五本，兰雅谷、任莘耕私章各一颗及信札等多件。敝院各捐款自登报日起，除兰雅谷或任莘耕二君面取亲手扦字来取外，如有执敝院捐簿或盖兰雅谷、任莘耕图章来取者，尽是冒领，务望一概止付，特此声明。

【说明】上述报道刊载于《申报》1923 年 11 月 13—15 日。

华美医院八十周纪念志盛

甬北郊华美医院，开办以来，瞬已八十载。二十日上午，该院举行八十周纪念，并该院长兰雅谷医士授勋典礼，及爱克司光镜开幕纪念日。到者有黄道尹、林厅长、姜知事、袁监督、甘税务使、胡咏骐、张让三等，及甬江女子中学、四明高级中学、初级中学、高桥孤儿院等，并中西男女来宾共八百余人。兹录其秩序如左：

1. 周牧师主席唱赞美诗。

2. 邬志坚读圣经。

3. 张让三宣读开会词，报告该院八十年来大略历史。

4. 黄道尹授勋章于兰院长。

5. 甬江女中学唱贺歌。

6. 姜知事读颂词。

7. 甘税务使演说，胡咏骐译。

8. 高桥孤儿院唱贺歌。

9. 四明初级中学唱贺歌。

10. 兰院长答谢来宾。

11. 新剧，四明高级中学与甬江女子中学表演该院八十年来之成绩。

12. 该院医学生表演施诊割症情形。

13. 兰院长报告该院将来之计划。

14. 摄影。

15. 参观爱克司光镜。

16. 茶点。

追散会，已下午一时矣。

【说明】上述报道刊载于《申报》1923 年 11 月 23 日。

工程局董事常会纪（1923.12.12）

　　宁波江北岸工程局，十二日下午四时开董事常会，出席者，西董有甘福履、[一]汤默思、巴显荣等，华董有陈南琴、余润泉、邬锡凤、濮卓云、包湘涛等，由甘福履主席宣告开会宗旨毕，即讨论提议事项：

　　1. 江北岸征收户捐案。因各户册均已造就，议决：将户册备函送交道尹公署用印，并请出示布告，至十三年二月一日起，实行征收。

　　2. 填筑五房桥起，至铁路桥止一带之河为小菜场，招工投标承办案。因投标者为二十余人之多，由各董事将所投各户，逐一察阅，结果以孙余生一千三百余元、黄庆记一千二百余元，二户为最少数。议决：以该二户为承包者，俟交工程科董事会议后再决定。

　　次余润泉提议，拟将由李家河嘴起，至五房桥止一带之河，亦填平筑路。甘主席谓鄙见拟逐步进行，今先将前次议决之案着手办起，将来再挨次议办云。众皆赞成。

　　议毕，散会。

【校记与考释】

　　[一]"甘福履"，F. W. Garey，下同，不另出校。

【说明】 上述报道刊载于《申报》1923 年 12 月 15 日。

1924年

民国十三年（1924）
陈廷奎、孙厚裕与华美医院立永远绝卖坟地契

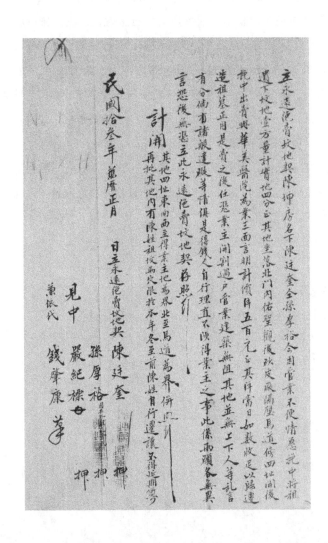

【释文】

立永远绝卖坟地契

陈坤房名下陈廷奎同孙厚裕，今因管业不便，情愿挽中将祖遗下坟地一方，量计实地四分正，其地坐落北门内佑圣观后砂皮厂隔壁马道傍，四址开后，挽中出卖与华美医院为业。三面言明，计价洋五百元正，其洋当日如数收足，以归迁造祖墓正用。是卖之后，任凭业主开割、过户、管业、建筑无阻，其地并无上下人等乱言有分（份）。倘有诸般违碍等情，俱是得钱人自行理直，不涉得业主之事。此系两愿，各无异言，恐后无凭，立此永远绝卖坟地契，存照行。

计开：

其地四址，东、南、西至得业主地为界，北至马道为界，并照行。

再批：

其地内有陈姓祖坟两穴，限于本年冬至前陈姓自行迁让，不得延期，并照行。

民国十三年旧历正月

日立永远绝卖坟地契：陈廷奎（印）陈坤房书柬　押

　　　　　　　　　孙厚裕，因在外，祖廷奎代（印）陈坤房书柬　押

　　　　见中：严纪标（押）⊖　押

　　　　兼依代：钱肇康草

【说明】此契见添注"NINGPO""No.152""Np.2H"。

欢迎兰雅谷医士回美

　　甫埠北门外华美医院院长兰雅谷医士，主任院务以来，已有三十余年，精心擘划，成绩卓著。上年因与华顺（在甫江北岸开华顺洋行）姑娘订婚，[一]即须回美成礼。十四日特趁新江天轮赴申回国。践行者有黄道尹、林厅长暨耆绅盛省传、张让三、吴叔望及该院医生百余人。闻本年八九月间乃须回甫云。

【考释】

　　[一]"华顺姑娘"，Laura Wadman，兰雅谷第二任夫人。

【说明】上述报道刊载于《申报》1924 年 2 月 17 日。

宁波军警冲突案纪详

另据宁波报载消息如下：城内竹林巷四十号门牌，前月二十七日下午有赌徒数十人在内狂赌，三分署署员顾希林闻讯，于二时余派胡巡官率同长警二十余名前往捉赌。当扭获傅荣川、李荣芳、徐安定、周康为、毛荣桂、陈福星、陈才云、马云卿、李阿星、王阿云、吴阿林、王阿毛、吴余顺、张阿才等十四人。当警察入内捉赌时，该赌徒先将赌桌推倒，桌上赌具及银洋均落地，胡巡长以赌徒虽多获住，赌具赌洋亦须拾起带所，正在俯拾间，即有陆军潘某欲与胡巡官为难，胡用力一推，始得脱走，遂将赌徒及赌具等一并带署，并将营本部马夫吕阿荣扭入所中。经顾署员分别讯问一过，除傅荣川等十四人照案罚办外，马夫吕阿荣由顾署员讯问当时是否有陆军在内同赌，吕告以不知，且谓己亦并未在内。顾署员即将详情电告营本部陈副官学海，适陈外出，由团本部汪副官接洽。移时顾署员忽闻有陆军多名乘夜欲来为难，比至夜，果有一陆军前来报告云，紫微街有赌，请派二人往捉。该署员因前有陆军为难之传闻，恐发生意外事，乃饬役诡称署员不在，一面电致团部陈连长，告以风闻详情，请先事制止，陈连长得悉即在部内先行点名，一面复派人出外侦查，始得相安无事。不意至翌晨而竟肇事矣。事后查悉，海关公署受伤重者为易税务主任维辛，左眼角膜破，恐致废，住华美医院。公役孟福交伤轻，住华美医院。科长肩胁内伤，赴华美医院诊视后即回署。

【说明】上述报道刊载于《申报》1924年3月5日。

曹娥车站之劫案

　　沪杭甬铁路甬段西端之曹娥站，于本月一日午后，车到站时，忽来匪盗多名。其时售票甫竣，站内人员将□票洋一百余元送至门外，该匪等□将银洋劫去。当由站警追铺，拿获二名，即送该处警察局核办。后由该局解送驻曹警署，即由该署员研讯，二人均不认行劫。嗣后某营某连长强保释放，但闻该站买票员脑后击伤两孔，伤势甚重，现在华美医院医治，不知有性命之虞否。

【说明】上述报道刊载于《申报》1924 年 3 月 5 日。

宁波军警冲突案续纪

浙江宁波城内彭楼前浙海关监督署及警察三分署被第四团陆军捣毁，并殴伤警察雇员及海关署科员各节详情，已志本报。兹悉第四团石团长，除前日亲至监督署道歉外，一面即调集肇祸病士严加训斥，不许请假出外，故近日街上并未见有兵士踪迹。该监督署以前日被毁，由于兵士之误认为警署，昨日特在二门口悬挂"宁波交涉分署"之牌一方，又书"浙海关监督分署"字样一纸，帖于门内，以标明监督署与三警署之地点，免致再有误认情事。至于被伤各员警，在各医院医治，略见松动，可无生命之忧。惟在华美医院之易税务主任，受伤之眼，眼珠之破，难以救治。林警厅长于此次肇事后亲自履勘一过，亦无若何表示，一面先将三分署被毁各物逐件恢复，一面据三分署顾署员呈报情形转呈杭州警务处请示核办矣。

【说明】上述报道刊载于《申报》1924 年 3 月 6 日。

盗匪拔人伤害多命

甫南门外公泰洋货号附设钱庄，店主朱蓉齐家，二十八日为其次子做坟及阴配事，亲朋到者甚多。是日下午四时许，亲友尚未尽散，不料突来匪徒八九人，其中一二人以墨涂面，均带手枪。先至临时警察所劫去毛瑟枪三支，该所巡长伍刚及警察二人，上前阻夺，该匪等开枪射击，致弹伤伍巡长腹部，又伤警察二人，一伤心部，一伤胸部。后入朱蓉齐家，诸客适打麻雀，闻警逃避。惟朱蓉齐婿陈亭康逃避不及，被匪扭住，亦被枪伤，并迫其寻获主人。陈见势不佳，遂即寻获朱蓉齐之子莲生（二十二岁）、荣生（十岁）二人，匪遂挟之向侍郎桥而去。当该匪等搜人时，有隔壁榆茂盛乌木作学徒钟玉梅，年十五岁，为鸣锣求救，被匪枪中腹部，倒地毙命。事后由事主将伤警三人，送警厅转送传华医院医治，而陈亭康送至华美医院医治，并一面报告警厅，由警厅电令侦探队五分署，立即派探警驰往该地勘查追缉。又闻所伤三警，至二十九日在传华医院相继毙命，陈亭康尚无妨碍云。

【说明】上述报道刊载于《申报》1924 年 4 月 2 日。

孔浦站警捕盗中枪

　　宁波下白沙孔浦站，于二十八日晚十一时许，有盗匪八九人聚集该站待车之棚下。时有铁路机务处巡逻夫徐蒙正，勇敢有力，巡经该地，闻有人声，即将手中所持警灯照射，见有形迹可疑之三五人，内有一人背六七岁小孩，知系匪徒。徐蒙正不避危险，两手扭住二匪，坚持不放，不防随后一匪，将徐蒙正一枪，击穿右腿。又一匪赶至，亦击一枪，将徐蒙正左腕击伤。徐蒙正尚不放手，又被一匪弹穿胸部，始踉跄奔回火车房，遇火（伙）夫，[一]大呼有盗。该火（伙）夫情急智生，跳上车头，大放汽笛，乱击警钟，匪始散去。其时徐蒙正痛极乱窜，奔入孔浦站寄宿舍内，跌倒在地。机务段长郑保三闻讯驰至，一面将徐蒙正送入华美医院医治，一面分电一、二分署，派警兜捕。待该署等长警赶到，向前后要道搜寻，匪已远扬。又闻徐蒙正入院后，热度甚低，深有性命之忧。至铁路方面，因孔浦下白沙地处僻静，难保不发生危险，现已添设警察多名，备快枪手枪以资保护。

【校记】

　　[一]"火"，据文义校作"伙"，下同，不另出校。

【说明】上述报道刊载于《申报》1924年4月2日。

追记连日卫生运动成绩

　　宁波城市卫生促进会，定于六月十三日起，至二十二日止，在城厢内外，轮流开演讲、展览会九日，藉资引起全城人民，注意卫生一节，曾经预志本报。兹复将开会经过情形，略志如下：

　　第一天，在江北岸青年会开展览会与演讲会，晚又开电影会，讲员系丁立成、杜哲隐，到者日间二百六人，晚间四百九十人。

　　第二天午后，在西门外鄮西学校开展览会与演讲会，晚间电影会，共到一千三百人。

　　第三天晚，在江东新河头行宫开电影会与演讲会，到一百四十人，讲员系倪德昭。

　　第四天下午，在东门福音研究所开展览与演讲会，夜间电影会，讲员为谢眉介（介眉）、[一]杨传炳，到者共三百四十人。

　　第五天晚，在北门外四明初级中学，开电影会与演讲会，讲员唐性天，到者二百五十人。

　　第六天下午，在江心寺跟工商友谊会，开展览会与演讲会，晚电影会，讲员谢介眉、张美铨，到者共三百九十人。

　　第七天晚，在二十条群学社，开电影会与演讲会，讲员丁立成，到者二百五十人。

　　第八天下午，在江东米行街育德女校，开展览会与演讲会，晚间电影会，讲员徐亚兰、周宁甫，到者共九百二十人。

　　第九天晚，在湖第四中学师范部，开电影会与演讲会，讲员沈亚孟，到一百二十人。

　　此次卫生运动，精神极其充足，每天开会分发印刷品，设置贩卖部，售买各种卫生书籍，秩序甚佳。每日开会有各校学生卫生表演，与卫生唱歌等等各种游艺，以资助兴，所以听讲者甚为踊跃，总数至四千一百九十人之多。宁波地方苟能每年举行卫生运动一次，使一般人民明了卫生之紧要，转辗宣传，吾恐数年之后，城市卫生不讲而自讲矣。

【校记】

　　〔一〕"眉介"，疑误，据下文校作"介眉"。

【说明】上述报道刊载于《申报》1924年6月26日。

民国十三年（1924）
张天锡与华美医院立永远尽卖地契

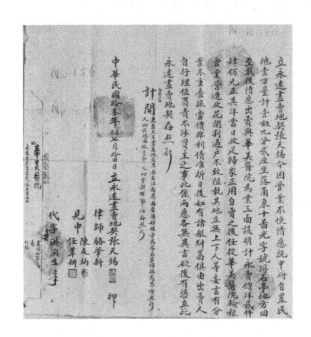

【释文】

立永远尽卖地契

张天锡今因管业不便，情愿挽中将自置民地一方，量计一亩九分二厘，坐落甬东十亩，光字号浮石亭地方，四至载后，情愿出卖与华美医院为业。三面议明，计永卖价洋二千四百元正，其洋当日收足，归家正用。自卖之后，任从华美医院输粮、管业、营造、收花、开割、过户，不致阻执。其地并无上下人等妄言有分（份），业不重叠，抵当价非利债准则。

日后如有诸般纠葛，俱由出卖人自行理值负责，不涉买主之事。此系两愿，各无异言，欲后有凭，立此永远尽卖地契，存照行。

计开：

东至天主堂基地为界，南至江为界，西至孙姓碾子为界，北至塘路为界，并照行。

又，附该地图样一纸。又，附官契两纸，并存照行。

中华民国十三年旧历七月十四

日立永远尽卖地契：张天锡（印）天锡永昌　押

律师：骆肇新（印）骆肇新印

见中：陈友炳（押）□

任莘耕（印）莘耕任华钝章

代字：洪兰生草 [一]

【校记与考释】

[一]"洪兰生"，亦见写作"洪兰荪""洪兰孙"，以上诸名均指同一人，下同，不另出校。

【说明】

（一）此契见添注"NINGPO""No.156""Np.2H"。

（二）此契附民国时期《买契》，见右边印一行骑缝字号"□□字第五千一百□□号　完税银无"，已被截为半字。上述《买契》（部分）其文如下：

	买主姓名	华美医院	买价	二千四百元
买契	不动产种类	地	应纳税额	免
	座落	甬东十啚光字号浮石亭地方	原契几张	□张

（三）此契及《买契》钤印四方。三方钤于契文中价数、年份处，另一方钤于此契与《买契》粘连处，印文模糊，未识。

民国十三年（1924）
王家祥与华美医院立永远尽卖基地契

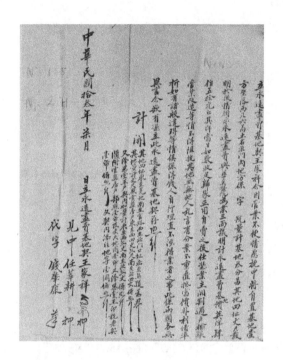

【释文】

立永远尽卖基地契

　　王家祥今因管业不便，情愿挽中将自置基地一方，坐落西北六畾，土名北门内地方，系　字　号，量计基地三分另（零），其地四址、丈尺载明于后，情愿出永远尽卖与华美医院为业。三面议明，计永远尽卖基地价英洋四百五十元正，其洋当日如数收足，归家正用。自卖之后，任凭业主开割、过户、输粮、管业、改造等情，不得阻执。其地并无他人乱言有分（份），业不重叠，抵当价非利债准折。如有诸般违碍等情，俱系得钱人自行理直，不涉得业者之事。此系两愿，各无异言，今欲有凭，立此永远尽卖地契，存照行。

计开：

其地四址，东至荒地，南至官路，西至北门口址，北至马道为界，其地量计丈尺照云荪房户，东至西四丈二尺，南至北四丈，并照行。

又，绛思堂王户契内加量计东至西二丈，南至北二丈，并照行。

随附云荪房户部照一纸及丈尺地图一纸。

又，绛思堂王印税老契一纸，并照行。

又，契内添注"地"字一个，并照行。

中华民国十三年七月

日立永远尽卖基地契：王家祥（押）K. S. Wong　押

见中：任莘耕（押）Warden Ren　押

代字：钱肇康草

【说明】此契见添注"NINGPO""No.155""Np.2H"。

民国十三年（1924）
王家祥与华美医院立永远尽卖地契

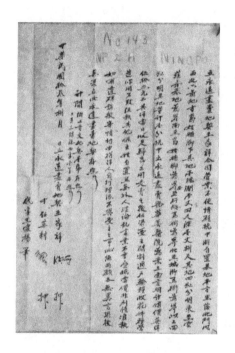

【释文】

立永远尽卖地契

王家祥今因管业不便，情愿挽中将自置基地一方，坐落北门内西北六畾地方葛姓墙脚下其地一块，润（阔）一丈四尺，深一丈八尺，其地四址分明，东至云荪房基地为界，南至葛姓墙脚为界，西至行路马衖为界，北至城脚马衖为界，以上四址分明，其地量计一分，挽中出永远尽卖与华美医院为业。三面言明，计值价英洋五十五元正，其洋当日收足，归家正用。是卖之后，任凭受主开割、过户、输粮、收花、布种、营造作用，不致阻执。其地系王姓自置，并无外人理论乱言。业不重叠，抵当价非利债准执。如有违碍诸般等情，均由得洋人自行理涉，不与受主之事。此系两愿，各无异言，恐后无凭，立此永远尽卖地契，存照行。

计开：

附上首文地契一纸，存照行。

又，第三埗添"西"字一个，并照行。

中华民国十三年八月　日立永远尽卖地契：王家祥（押）K. S. Wong　押

中：任莘耕（押）Warden Ren　押

代字：王霖扬笔

【说明】此契见添注"NINGPO""No.143""Np.2H"。

浙人自治声中之甬埠现状

　　浙绅吕公望、蒋伯器、屈文六偕一师师长潘国纲与郝国玺等，均于七日晨，由沪乘轮抵甬，即日在司令部会议，对于浙人治浙问题，有所讨论，结果如何，外间无从探悉。惟昨据铁路转运处传出消息，谓所有列车，将专供运兵之用，货车均须暂停。又据慈溪方面消息，五夫之地，近日兵士掘濠，异常忙碌。因此民间颇形恐慌，稍有资产者，均以避地为佳，六、七两日乘轮赴沪者颇为拥挤，无力远避者，则往四乡暂避。圣模、崇德、各教会女学校、华美医院、四明中学及各教堂，昨已联名，请上海美领事派舰来甬保护，一种惊惶情形与江浙初开战时相类，不复如前星期之安逸矣。一师司令部为安定民心起见，昨已出有布告，略谓：查近有当地流氓痞棍，招引从前革逃兵士，专在各处，假冒师兵名义，强当恶买，并在夜间有向民家打斗情事。似此举动，既害地方，又涉本师名誉，殊属不法已极，亟应查明，严拿究办，以维秩序而儆刁顽。除函知警厅，转知各区，饬警随时查拿究办外，倘有在师士兵夫役在外滋事，亦准迳送本师严办，决不宽贷，合亟布告，仰各商民一体知悉。如有前项情事，准予报告该管警区或本师，以凭拿办，特此布告云云。而慈东绅商洪念祖、沈崇如等，昨亦为谋自卫，召集慈东各村代表百余人，假塘头庙余庆园开会，讨论各村组织联防团事宜。议决：以洪塘保安团作基本队，各村共选出壮丁三百余人，轮流承值出哨，并议定于旧历九月十八日，为该联防团组织成立之期。即于是晚，武装向各村巡游一周，藉保公安云。

【**说明**】上述报道刊载于《申报》1924 年 10 月 9 日。

宁波宣布自治

浙省临时自治政府成立

宁波通信，浙绅李征五、徐建候、庄莘墅等八日晨抵甬后，即由蒋尊簋、吕公望、屈映光等十余人，于是日下午二时，在镇署会议，一师旅长郝国玺、伍文渊等均列席。会议结果，一致主张浙江自治组织委员会，决定于九日正式宣布。委员会组织办法，设委员长一人，画分军事、民事两部，参谋处秘书处参议厅，直隶于委员会。公推蒋尊簋为委员长，吕公望为军事部长，屈映光为民事部长，余尚在斟酌中。致省内外之浙江自治通电二通，亦已当场拟就。郝、伍两旅长以师长潘国纲并未在甬，已派专使赴申，与潘接洽，但两旅长主张坚决，是否得潘同意，决取断然态度。甬总商会会长孔馥初，八日晚在畅叙楼宴请浙江各要人，到者颇多，十时许始尽欢而散。惟居民闻讯，异常恐慌，甚有当夜逃避者。总计甬城居民，往他处暂避者，已过三分之一。惟商界尚能镇定，现仍照常营业。各教会所办之甬江、圣模、崇德各女校，亦颇惊恐，九日晨均于校门上高揭各该国旗，以资识别。然各该校大部分学生，为安全起见，暂行离校回家。江北岸槐花树，耶稣教堂牧师谢某等，鉴于时局严重，昨特联合甬江、崇德两女校，筹办妇女收容所二所，地点即假该两校，现已筹办就绪矣。甬红十字会会长张天赐，昨特邀请医务理事长任莘耕，医务主任杨槐堂，筹办救护队四队，任、杨二君现在积极进行中。

【说明】上述报道刊载于《申报》1924 年 10 月 11 日。

拒毒分会筹备委员会纪

宁波拒毒分会筹备委员会于二十三日在青年会开会，到十四人。其议决如下：

1. 游行定十二月十三号下午一时，在甬江女中校会齐，准二时出发，入盐仓门寸、府前街、鼓楼前、东门街，过新江桥，至外滩火车站散会。

2. 游行前一日，制旗若干，上书"万众一心，协力拒毒"字样，分给本埠各商店。至游行日，请各店户将旗一律悬挂店门外，以表示赞成拒毒运动。

3. 推定叶云峰、张美铨、邬女士三人，为游行委办。

4. 十二月十五号起，至二十一号止，一星期内，请各教堂、各学校、各团体演讲拒毒，藉资宣传。

5. 印刷宣言五千张，图画一千张，志愿书二千张。

6. 定十二月六号下午二时开第二次筹备委员会，讨论征求会员方法，及大会秩序。

议毕，散会。

又该会新加入宁波红十字会、华美医院、觉济医院三团体。

【说明】上述报道刊载于《申报》1924 年 11 月 26 日。

文爱美与汤默思子女合影

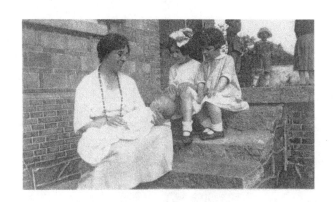

【图释与说明】

（一）此照片左起，依次是华美医院护士文爱美（Emma Sophia Irving）及汤默思幼子和两个女儿，即小汤默思（Harold Thomas, Jr.）、玛格丽特·汤默思（Margaret Thomas）和芭芭拉·汤默思（Barbara Thomas）。

（二）此照片所见文爱美怀抱之婴儿系小汤默思，尚处于襁褓之中，其出生于1924年，姑且将此照片系于是年。

（三）刊载于 Margaret Thomas Beal, Barbara Thomas Jones, Harold Thomas, Jr. & Mary Rushit Thomas ed., *A History of the Hwa Mei Hospital 1843–1950*, unpublished dissertation, 1998; Revised 2015, p. 26；宁波市第二医院编著《世纪华美 厚德鼎新——宁波市第二医院建院170周年纪念》，杭州：浙江人民出版社，2014年，第72页。

裴雅民正面免冠照

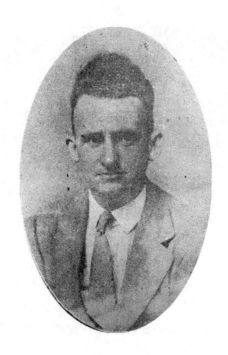

【图释与说明】

（一）裴雅民，H. R. S. Benjamin。

（二）刊载于《四明中学年刊》1924 年第 1 卷。

1925 年

宁波华美医院扩充之先声

（树屏）

宁波北门外华美医院自创办迄今，已历八十余年，成绩卓著，有口皆碑。年来医院病人日渐加多，大有山阴道上应接不遑之概，是以该院原有病房，势难容纳。院长兰雅谷为扩充规模起见，前日特偕任莘耕医士向中西人士捐助款项，闻已募得国币十万余元。兰院长拟将此款完全作为建筑费之用，并指定北门内沙皮厂旧址，建设病房一所，以向病者。现正着手筹备，大约明春即可动工云。

【说明】上述报道刊载于《广济医刊》1925 年第 2 卷第 1 号。

民国十四年（1925）
杨姓与英国鲍尔禄立卖地契

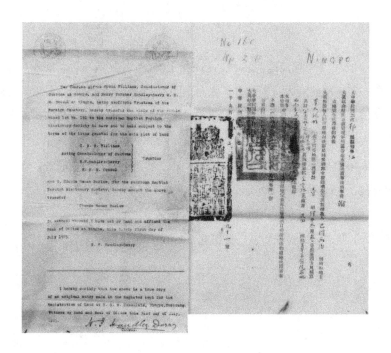

【释文】

　　大中华民国浙江鄞县县知事江、[一]大英钦命驻扎宁波管理宁杭温等处本国通商事务领事府翰为立地契事，[二]照得条约内载大英无论何人听便租地起造房屋、栈房、礼拜堂、医院、坟茔等语，兹据英人巴得而治称，[三]向原地主华人杨姓名下得受地基一块，量计一亩四分三厘三毫，照英国方尺核算，共计八千五百九十六方尺，作为西国坟地之用。其四址，东北至官路，东南至民田，西北至华美医院基地，西南至涨涂为界，坐□□□图大生道头。现经本知事、本领事会同查明□合注办理。遵照租地定章永远管业，倘日后按照条约租地改添新章，亦应一体恪遵□□注。地契一式三纸，一存知事署，一存领事衙门，一给管业人收执，须至地契者。

大中华民国浙江鄞县知事、大英钦命驻扎宁波领事府会印（印）鄞县县印

中华民国十四年二月七日（印）大英钦命驻扎宁波管理通商事务领事

一千九百二十五年二月七日□合署注册，第一百九十一号

We, Charles Alfred Speed Williams, [四] Commissioner of Customs at Ningpo, and Henry Forster Handley-Derry H. B. M. Consul at Ningpo, being exofficio trustees of the foreign cemetery, hereby transfer the whole of the within named lot No. 191 to the American Baptist Foreign Missionary Society to have and to hold subject to the terms of the lease granted for the said plot of land and I, Claude Heman Barlow, for the American Baptist Foreign Missionary Society, hereby accept the above transfer Claude Heman Barlow.

Trustees:

Charles Alfred Speed Williams, Acting Commissioner of Customs

Henry Forster Handley-Derry, H. B. M. Consul

In witness whereof I have set my hand and affixed the seal of office at Ningpo, this thirty first day of July 1925.

Henry Forster Handley-Derry

I hereby certify that the above is a true copy of an original entry made in the register kept for the registration of land at H. B. M. Consulate, Ningpo, Chekiang. Witness my hand and seal of office this 31st, 1925.

Henry Forster Handley-Derry, [五] Consul

【校记与考释】

〔一〕"江"，江恢阅。

〔二〕"翰"，Henry Forster Handley-Derry，中文名一般写作"韩德利"，下同，不另出校。

〔三〕"巴得而治"，Claude Heman Barlow，1876—1969，中文名一般写作"鲍尔禄"，下同，不另出校。

〔四〕"Charles Alfred Speed Williams"，中文名一般写作"威立师"，亦见写作"威廉斯"，下同，不另出校。

〔五〕此处系"Henry Forster Handley-Derry"亲笔签名。

【说明】

（一）此契中英文对照。英文契粘连于中文契之上，两者粘接处钤圆形印二方，印文均为"British Consulate, Ningpo"。

（二）此契（中文）见添注"NINGPO""No.160""Np.2H"。

（三）此契（中文）与英文契粘接处上方钤阳刻钢印一方，无印文。

市政筹备处开会纪（1925.2.22）

宁波市政筹备处十九日开评干联席会议，到者十余人。其议案如下：

1. 华美医院来函，购买北门耳城基地案。议决：俟本处招标时，来处投标，现暂从缓。

2. 四明道院函请，将城厢不入礼典之淫祠，变卖充市政经费，并购灵桥门护城庙，作为院址。众以护城庙本是城之附属品，现在城既拆去，当然归本处处置，惟变卖与否，本处尚在规画中，应从缓议。

3. 设立肥料公司审查报告案。议决：由书记摘清后，备文送厅查照。

4. 工程股章南孙提议，分段建筑干路及小菜场案。众以关系重大，当另付审查。随推余东泉、李□白、范纯观、陈孟璇、赵钵尼等六人为审查员，并定旧历二月初一日上午九时开审查会。

5. 余东泉提议，灵桥门自里门起，至现拆去之外城门止，一段道路，似应趁此提早建筑案。议决：准先提早建筑，请总务股即日招工承包。

议毕，散会。

【说明】上述报道刊载于《申报》1925 年 2 月 22 日。

民国十四年（1925）
王贵发与华美医院立永远尽卖地文契

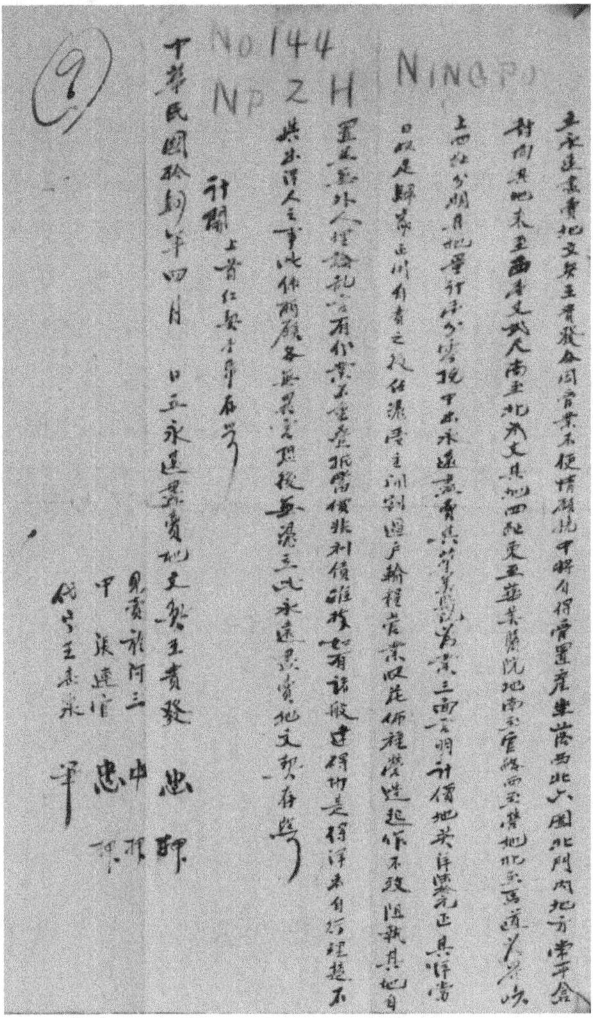

【释文】

立永远尽卖地文契

王贵发今因管业不便，情愿挽中将自得管置产，坐落西北六图北门内地方，常平仓对面，其地东至西一丈二尺，南至北三丈，其地四址，东至华美医院地，南至官路，西至营地，北至马道为界，以上四址分明，其地量计一分零，挽中出永远尽卖与华美医院为业。三面言明，计价地英洋六十元正，其洋当日收足，归家正用。自卖之后，任凭受主开割、过户、输粮、管业、收花、布种、营造、起作，不致阻执。其地自置，并无外人理论乱言有份，业不重叠，抵当债非利债准折。如有诸般违碍，均是得洋者自行理楚，不与出洋人之事。此系两愿，各无异言，恐后无凭，立此永远尽卖地文契，存照行。

计开：

上首红契一纸，存照行。

中华民国十四年四月　日立永远尽卖地文契：王贵发（押）忠　押

见卖：于阿三（押）中　押

中：张连官（押）忠　押

代字：王志泉笔

【说明】此契见添注"NINGPO""No.144""Np.2H"。

宁波华美医院募捐

　　本校日前接到浙江宁波华美医院来函募捐，由曹校长召集浙籍教职员，[一]开一会议。当场由曹校长自认百元。他其三五十元者，均极踊跃。已集巨数。当拟分头代捐，随缘乐助。欲襄善举者，可将款项送交校长处代收。

【考释】

　　[一]"曹校长"，曹云祥。

【说明】上述报道刊载于《清华周刊》1925年第349期。

民国十四年（1925）
洪富佑与美国浸礼会立永远尽卖屋基地契

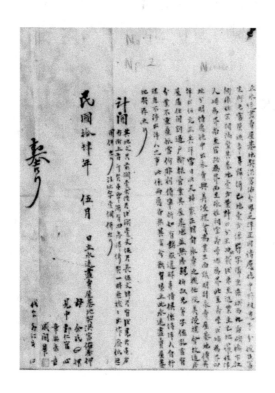

【释文】

立永远尽卖屋基地契

　　洪富佑今因乏洋正用，情愿挽中将祖遗下分授及富生、阿光、富荣、焕章等归并己地一方，系山背字　号，坐落城西九甽碶桥下江衕张姓宗祠隔壁，其基地一方，量计二分正，四址载后，东至进业主己地，罗姓洋人墙为界，南至官路为界，西至张姓祠堂义学墙为界，北至义学后墙为界，四址分明，情愿挽中出永卖与美浸礼会为业。三面议明，计永卖屋基地价英洋二百元正，其洋当日收足，归家正用。自永卖之后，任从美浸礼会改造房屋、居住、开割、过户、输粮、管业。其屋基地并无房亲、伯叔、兄弟、子侄乱言有分（份），业不重叠，抵当价非利债准折。如有诸般违碍等情，俱系得洋人自行理直，不涉出洋人之事。此系两愿，各无异言，今欲有凭，立此永远尽卖屋基地契，存照行。

计开：

其地丈尺，前润（阔）一丈六尺，后润（阔）一丈五尺，长五丈四尺，有后见天一方，当附上首印契一纸，所有四房归并契，一时无检，检作废纸无用，并照行。

注"址"字一个，并照行。

民国十四年五月　　日立永远尽卖屋基地契：洪富佑（押）□　押

母：余氏（押）⊖

见中：郭仁官（押）心

章安康（押）吉

戚开华（印）□□□□

代字：郭仁官（押）心

契吉行。

【说明】此契见添注"NINGPO""No.162""Np.2"。

华美医院之风潮

甫城北门外，中美合办之华美医院，设有护士学校，正副校长施女士，[一] 文女士，[二] 皆美人，平日该护士等，一有小过，即行斥退或苛责。该护士等以该校长太觉专制，特于三十一日下午集会，讨论该校改革方法，一致议决：

1. 华美医院既系中美捐资合办，院内一切主权，亦应平均主持，使一切事情有商量余地，不致美人独断独行，护士学校副校长，应由华人充任。

2. 护士学校一切章程，须详细改订，以免专制积弊。

开会毕，当将上项决议，派男女代表四人，向校长施、文二女士要求。讵该文女士等，不特不许该代表等之要求，反辱责代表。该院全体男女护士二十余人，闻之大愤，遂于八月一日早晨，一致离院，声言不达要求目的，誓不反院。现正在调停，不知如何结果也。又该院护士等离院后，女护士住启明女学校，男护士住象山会馆，办事处暂借江北岸少年扶持会。

【考释】

〔一〕"施女士"，Harriet Newell Smith，中文名一般写作"施美士"。

〔二〕"文女士"，Emma Sophia Irving，中文名一般写作"文爱美"，宁波市第二医院编院史介绍及本书作者相关论著将其与"Myrtle Maxine Whited（王美德）"相混淆，特此更正。[1]

【说明】上述报道刊载于《申报》1925 年 8 月 3 日。

---

1 王兰平《美国基督教浸礼会与近代宁波护理教育事业的开创——以宁波华美医院附设护士学校为中心》，收入黄文江等编《变局下的西潮——基督教与中国的现代性》，香港：建道神学院，2015 年，第 331-333 页；王兰平《历史文献研究丛稿（甲集）》，上海：复旦大学出版社，2017 年，第 205-208 页；王兰平、吴华、张巧穗编著《宁波华美医院百年档案（卷一）》，北京：商务印书馆，2018 年，前言第 47 页。

筹办时疫之医院

　　鄞县江北公会为筹办时疫医院，三十一日午后四时，召集卫生、慈善两股，开联席会议，议决如下：

　　1. 定名为江北临时时疫医院。

　　2. 定阴历本月二十日开办，期限暂定两个月。

　　3. 聘吴莲艇、[一]丁立成、杨槐堂三君为院长，均义务职。常住医士一名，药剂师一人，看护男二人，女一人，均由院长任用。

　　4. 公推正副会长及主任总干事等六人为监察员，张性初为经济主任。屠韵笙为事务长，事务员二人，工役三人，由事务长任用之。

　　5. 经费预算定一千二百元，印发捐册。由各董事筹募之，收款处指定四明、中国、通商三银行。

　　议毕，散会。

【校记与考释】

　　[一]"吴莲艇"，亦见写作"吴莲挺""吴莲汀""吴连定"，英文名一般写作"L. T. Wu"，以上诸名均指同一人，下同，不另出校。

【说明】上述报道刊载于《申报》1925 年 8 月 3 日。

江北岸白日行劫案

鄞县方井头志和钱庄，今日（十四日）下午一时，由学徒应某，解洋七千一百元（四百现洋，余系钞票），在中国银行储存，行经江北岸外滩永宁轮船码头（即兰雅谷医士住宅外面），突来一二十余岁之匪徒（草帽薄鞋并穿白短衫），将钞洋一千元抢去，虽念喊警往追，然已杳如黄鹤矣。

【说明】上述报道刊载于《申报》1925 年 9 月 16 日。

民国十四年（1925）
合敬送年会柱首等与大碶头浸礼会真神堂立永远绝卖情允田契

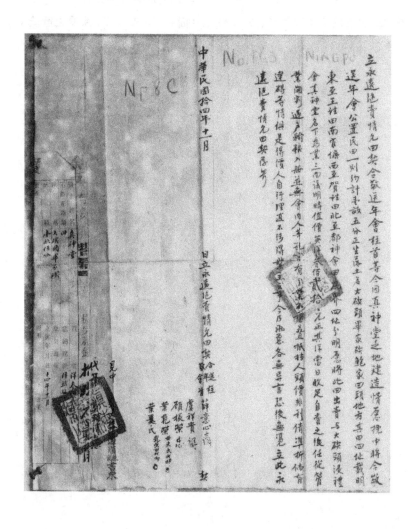

【释文】

立永远绝卖情允田契

　　合敬送年会柱首等，今因真神堂乏地建造，情愿挽中将合敬送年会公置民田一则，约计一亩五分正，坐落土名大碶头毕家碶鲍家田头地方，其田四址载明，东至王姓田南官塘，西至贺姓田，北至都神会田为界，四址分明，愿将此田出卖与大碶头浸礼会真神堂名下为业。三面议明，时值价英洋三百二十元正，其洋当日收足。自卖之后，任从管业、开割、过户、输粮、入册，并无会内人等乱言有分（份），业不重叠，抵挡（当）人头价非利债准折。[一] 倘有违碍等情，俱是得价人自行理直，不涉得业主之事。今乃两愿，各无异言，恐后无凭，立此永远绝卖情允田契，存照行。

　　中华民国十四年十一月

　　日立永远绝卖情允田契：合敬送年会柱首：薛意心（押）□　契

　　　　　　　　　　　　　　　　　　　　虞祥贵（押）祥贵

　　　　　　　　　　　　　　　　　　　　顾振荣（押）忠

　　　　　　　　　　　　叶乾荣：母朱氏代押（押）○

　　　　　　　　　　　　叶夏氏：乾荣母代押（押）○

　　　　　　　　　　　　　见中：张大栋（印）张源顺栋记书柬

　　　　　　　　　　　　　代笔：郑辅清（押）□

【校记】

　　[一]"挡"，据文义校作"当"，下同，不另出校。

【说明】

　　（一）此契见添注"NINGPO""No.163""Np.8C"。

（二）此契附民国时期《买契》，见右边印一行骑缝字号"镇□字第八百二十□号 完税银十九元二角"，已被截为半字，印文模糊，未识。上述《买契》（部分）其文如下：

买契	买主姓名	真神堂	买价	洋三百二十元
	不动产种类	田	应纳税额	洋十九元二角
	座落	大碶头毕家碶	原契几张	
	面积	一亩五分	立契年月日	十四年十一月
	东至		南至	西至	北至

（三）此契及《买契》另钤印二方。一方钤于契文中价数处，一方钤于此契与《买契》粘连处，印文均为"镇海县印"。

1926 年

宁波华美医院启事（1926.1.8—10）

谨启者：

敝院于民国十二年创议募捐建筑扩充规模以来，迄今已历三载，其间蒙国内官绅商学各界诸大善士热心输助，计共募到十一万一千六百四十五元，除已收到六万七千五百四十三元及已认而未缴者四万四千一百零二元外，与原定三分共一之数尚相差一万元左右。刻美国浸礼会方面已由此次敝院汤医生回国之便，计募到美金三万四千元，合敝院原有之产之十二万元，另已如数募足。深望我各界诸大善士见义勇为，当仁不让，未捐者慷慨解囊，已认捐而未缴者速为缴纳。敝院刻正进行手续，一俟筹备就绪，即于明春建筑。现特派任莘耕君驻沪收款，凡我未缴各捐主，幸各解囊惠付，以期成功，而终盛德，曷胜幸甚。

代收款处：上海南市通商银行，河南路美华银行

院长兰雅谷、会计郝培德谨启

【说明】上述报道刊载于《申报》1926 年 1 月 8—10 日。

甬北工程局全体董事假座钱家花园公饯威副会长立师先生荣行摄影纪念

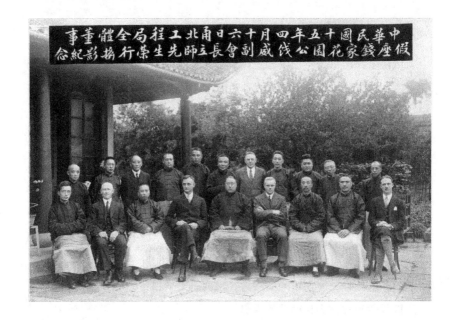

【图释与说明】

（一）此照片正上方题"中华民国十五年四月十六日甬北工程局全体董事假座钱家花园公饯威副会长立师先生荣行摄影纪念"。

（二）此照片前排左起，第二位是鲍尔禄，第四位是韩德利，第六位是威立师（Charles Alfred Speed Williams）。

（三）此照片由鲍尔禄外孙女 Judith M. Sondheimer 提供，亦刊载于 *The Shanghai Sunday Times*, May 9, 1926。上述《上海周日时报》题记 "Members of the Ningpo Board of Public Works and others who attended a feast given in honour of Mr. C. A. S. Williams, fourth from the right in the front row, Acting Commissioner of Customs, who has been transferred from Ningpo to Tientsin. In the centre is the new military official, and on his right is Mr. H. F. Handley-Derry, H. B. M. Consul at Ningpo. The Board of Public Works is a committee composed of representative men, Chinese and foreign, who are interested in the growth and progress of Ningpo. The main project they are at present undertaking is an addition to the Bund"。

兰雅谷、鲍尔禄等人合影

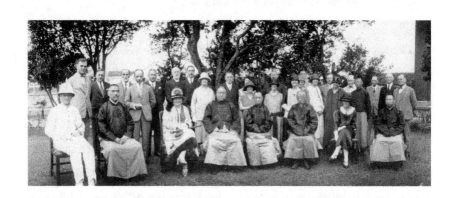

【图释与说明】

（一）此照片前排左起第四位人物与上述《甬北工程局全体董事假座钱家花园公饯威副会长立师先生荣行摄影纪念》所见居中人物系同一人。最后排左起，第三位是兰雅谷；右起，第二位是鲍尔禄。

（二）此照片见兰雅谷，其逝于 1927 年 1 月 29 日，故此应摄于上述时间之前。又据此照片与上述《甬北工程局全体董事假座钱家花园公饯威副会长立师先生荣行摄影纪念》所见同一人物容貌、着装对比，推测其与上述照片或摄于同时。

（三）此照片由鲍尔禄外孙女 Judith M. Sondheimer 提供，并题记"Celebration of the King's Birthday, Ningpo, 1926"。

民国十五年（1926）
王复兴与大碶头浸礼会真神堂立永远绝卖情允田契

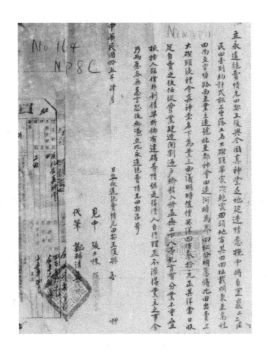

【释文】

立永远绝卖情允田契

王复兴今因真神堂乏地建造，情愿挽中将自置岩二二庄民田一则，约计二亩正，坐落土名大碶头毕家碶鲍家田头地方，其田四址载明，东至高姓田，南至官塘路，西至业主连号，北至都神会田连河塘为界，四址分明，愿将此田出卖与大碶头浸礼会真神堂名下为业。三面议明，时值价英洋四百三十元正，其洋当日收足。自卖之后，任从管业、建造、开割、过户、输粮、入册，并无上下人等乱言有分（份），业不重叠，抵挡（当）人头价非利债准折。倘有违碍等情，俱是得价人自行理直，不涉得业主之事。今乃两愿，各无异言，恐后无凭，立此永远绝卖情允田契，存照行。

中华民国十五年四月

日立永远绝卖情允田契：王复兴（押）忠　押

见中：张大栋（印）张源顺栋记书東

代笔：郑辅清（押）忠

【说明】

（一）此契见添注"NINGPO""No.164""Np.8C"。

（二）此契附民国时期《买契》，见右边印一行骑缝字号"镇□字第□千□百三十□号　完税银念（廿）五元八角"，已被截为半字，印文模糊，未识。上述《买契》（部分）其文如下：

买契	买主姓名	浸礼会真神堂	买价	四百三十元
	不动产种类	田	应纳税额	念（廿）五元八角
	座落		原契几张	
	面积	二亩	立契年月日	十五年四月
	东至	南至	西至	北至
	例〔则〕〔摘〕〔要〕： 一、不动产之买主或承典人须于契纸成立后六个月以内赴该管征收官署投税。 一、订立不动产买契或典契时须由卖主或出典人赴该管征收官署填具申请书请领契纸，缴纳契纸费五角。			

（三）此契及《买契》另钤印二方。一方钤于契文中价数，一方钤于此契与《买契》粘连处，印文均为"镇海县印"。

华美医院建筑新院近闻

宁波北门外华美医院，前自发起建筑新院，并进行募捐，已逾三年。兹闻该院现所募到捐款，闻国外浸礼会方面，计有十二万元，国内亦已由十一万余元，而收到亦已由八万余金，其余闻由该院院长任莘耕君积极进行。至该院新院图样，闻已由上海圆明园路博惠公司打就。又，日前上海各著名建筑公司，曾一度派人前来向该院接洽承包。惟该院则拟择日登报，定期投标。又该院新院地点，适在北门城墙内，故该院拟将城墙拆去，改作马路，以利交通。并曾函征市政筹备处意见，闻日昨市政筹备处已覆函该院，表示赞成，故不日当可兴工云。

【说明】上述报道刊载于《申报》1926 年 7 月 12 日。

市政筹备处开会纪略（1926.7.15）

宁波市政筹备处于昨日下午举行临时会，到赵钵尼等十余人，议案纪略如下：

1. 三法乡筑路，请拨补助费案。议决：准拨三百元。

2. 华美医院拆城筑路草约。经众修正，通过。

3. 工程局会勘水利局，拆卸北城建筑水闸案。公推徐赓馥与该局接洽。

4. 道尹来函，商榷市政案。由主席报告详情。议决：即日函复道尹。

5. 南郊修路公会，请拨补助费四百元。议决：准予给领。

议毕，时已六时，乃散会。

【说明】上述报道刊载于《申报》1926 年 7 月 16 日。

江北时疫医院将开办

宁波江北岸，去年由江北公会设立临时时疫医院一所，成绩卓著，故该会于今年仍继续开办，日期定八月一日，院址仍假财神殿云。又该会并请吴莲艇、丁立成、杨槐堂三医士为名誉院长云。

【说明】上述报道刊载于《申报》1926 年 7 月 28 日。

华美医院建筑新院进行讯

宁波华美医院，发起建筑新院，并在国内外进行募捐，颇有成绩，一切已志本报。兹闻该院，日前在上海开标，得标者为孙余生营造厂，近该院已将一切手续办理完竣，故该院不日即将动工兴造云。

【说明】上述报道刊载于《申报》1926 年 8 月 2 日。

又一时疫医院成立

宁波近因疫势日炽，故江东、江北二公会、□公立医院等，均有时疫医院之发起。乃因日来疫势仍未少杀，故郊西、北两公会，特亦发起时疫医院一所，地点设佑圣观内，聘定华美医院医士丁立成君为院长，并闻该院准于明日（十四）开幕。

【说明】上述报道刊载于《申报》1926 年 8 月 15 日。

朱公葆三追悼会筹备处启事

敬启者：

朱葆三先生年高德劭，智圆行方，主壇坫则，矜式国人，尚义侠则，兼容群众，太邱之望，中外咸钦，司马之名，妇孺皆识，乃昊天不弔，耆旧云亡，口碑在人，宜勒金石，梁木抱痛，无间苔岑。敝会等兹定于夏历九月十八日午后一时至五时，在宁波旅沪同乡会开会追悼，只鸡絮酒，共仰典型，范金绣丝，永志遗爱。各界人士，凡与先生有旧者，届期请驾临与会，以表哀思，惟希公鉴。本筹备处设在西藏路宁波旅沪同乡会。诔辞挽联等件，请送四马路慎裕号代收。

上海总商会、上海县商会、闸北商会、华洋义振会、宁波旅沪同乡会、四明公所、中国红十字会、中国救济妇孺会、慈善救济会、上海钱业公会、宁商总会、洋货商业公会、公济同益会、旅沪台州同乡会、绍兴同乡会、定海同乡会、镇海同乡会、奉化同乡会、上海山东会馆、上海木商会馆、上海油厂公会、五金同业公会、上海烟叶公会、粤侨商业联合会、中国棉业联合会、上海煤业公会、联义善会、同义善会、四明长生会、上海基督教青年会、 铜锡业公会、震巽木业公会、上海联益善会、上海书业商会、五路商界联合会、中国灵道会、东庄洋货公所、通商各口转运公所、普善山庄、位中善堂、 浙台公所、上海广益善堂、四明船业公所、普益习艺所、绪纶公所、敦和公所、延绪山庄、闸北慈善团、上海仁济堂、厢业集义公所、嘉谷堂米业公所、 沪南神州医院、沪南广益中医院、宁波华美医院、中国公立医院、上海贫儿院、上海时疫医院、上海孤儿院、上海残疾院、四明医院、长兴煤矿公司、宁绍公司、上海模范游民工厂、中国第一毛绒厂、中法银公司、轮船招商局、华安合群保寿公司、华安保险公司、永安商轮公司、柳江煤矿公司、汉冶萍公司、鄱乐煤矿公司、华商上海水泥公司、永利轮船公司、中国通商银行、四明银行、江南银行、中华银行、祥大源五金号、上海女学、四明第一义务学校、姜炳生、方式如、陈蒲生、黄韫甫同启。

【说 明】上述报道刊载于《申报》1926 年 10 月 9、11、13、15、17、19、21—22 日。

朱葆三追悼会之盛况

昨日下午一时，各团体暨中外人士在宁波旅沪同乡会开朱公葆三追悼大会，自上午至礼毕为止，与会人数达七千余人，仪式严肃，极尽哀思，复以朱公道德事业，惠益社会，感人至切，私谥之曰诚惠公，以表尊敬，永垂纪念。兹将各项情形，分志如左：

……

到会之团体：上海总商会、上海县商会、闸北商会、华洋义振会、宁波旅沪同乡会、四明公所、中国红十字会、中国救济妇孺会、慈善救济会、上海钱业公会、宁商总会、洋货商业公会、公济同益会、旅沪台州同乡会、绍兴同乡会、定海同乡会、镇海同乡会、奉化同乡会、上海山东会馆、国货维持会、上海木商会馆、上海油厂公会、五金同业公会、上海烟叶公会、粤侨商业联合会、中国棉业联合会、上海煤业公会、联义善会、同义善会、四明长生会、上海基督教青年会、铜锡公会、震巽木业公会、上海联益善会、上海书业商会、五路商界联合会、中国灵道会、东庄洋货公所、通商各口转运公所、普善山庄、位中善堂、浙台公所、上海广益善堂、四明船业公所、普益习艺所、绪纶公所、敦和公所、延绪山庄、闸北慈善团、上海仁济堂、厢业集义公所、嘉谷堂米业公所、沪南神州医院、沪南广益中医院、宁波华美医院、中国公立医院、上海贫儿院、上海时疫医院、上海孤儿院、上海残疾院、四明医院、长兴煤矿公司、宁绍公司、上海模范游民工厂、中国第一毛绒厂、中法银公司、轮船招商局、华安合群保寿公司、华成保险公司、华安保险公司、永安商轮公司、柳江煤矿公司、汉冶萍公司、鄱乐煤矿公司、华商上海水泥公司、永利轮船公司、中国通商银行、四明银行、江南银行、中华银行、祥大源五金号、上海女学、四明第一义务学校、新闻报馆、上海机器面粉公司公所、尚贤堂、姜炳生、方式如、陈蒲生、黄韫甫、定海公学等百余团体。

  ······

【说明】上述报道刊载于《申报》1926 年 10 月 25 日。

华美医院旧院临江组影

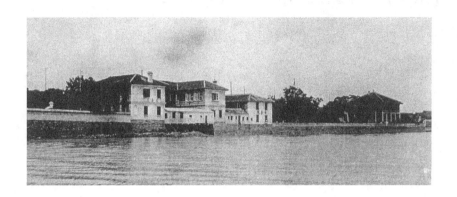

【图释与说明】

（一）此照片系从余姚江东岸所摄之华美医院旧院临江风光。

（二）此照片居中之白色单体两层楼系白保罗（Stephen Paul Barchet，1843—1909）于1880年前后所建之女病室，左侧白色U型双体两层楼系兰雅谷用其兼任海关医员薪金于1915年前后所增建之男病房及手术室，右侧两层楼系1870年前后建成之医生住所，兰雅谷曾寓居于此。

（三）此照片居中之白色单体楼与右侧医生住所之间地带尚未有建筑，所见楼屋均系医院新院落成前之旧影。本书1927年档案《华美医院新院中间主楼和东翼结顶时组影》，1928年档案《宁波华美医院新院舍之略史》（《申报》1928年1月14日）《华美医院新院主体落成时摄影》《华美医院临江之全景摄影（1927）》（《图画时报》1928年第427号（1月15日））《兰雅谷逝世周年纪念摄影》等均见之前此未建地带已建起一座新院舍。据此可知，此照片应摄于1927年之前。又据照片内容，其与1921年档案《本院临江之摄影》所见旧院舍基本一致，故其与上述照片摄于同时亦未可知。

（四）刊载于 Margaret Thomas Beal, Barbara Thomas Jones, Harold Thomas, Jr. & Mary Rushit Thomas ed., *A History of the Hwa Mei Hospital 1843—1950*, unpublished dissertation, 1998；宁波市第二医院编著《世纪华美 厚德鼎新——宁波市第二医院建院 170 周年纪念》，第 5 页。

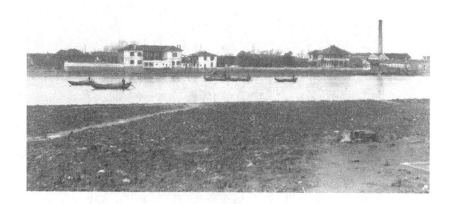

【说明】

（一）据照片内容，其与上述照片应摄于同时期。

（二）此照片由鲍尔禄外孙女 Judith M. Sondheimer 提供，刊载于宁波市第二医院编著《世纪华美 厚德鼎新——宁波市第二医院建院 170 周年纪念》，第 22 页。

华美医院新院奠基礼摄影

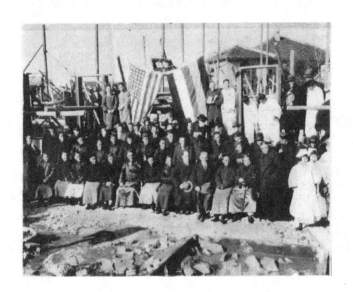

【图释与说明】

（一）此照片前排左起，第十位是兰雅谷，其他大多均是当时显赫之流，可谓冠盖云集。

（二）此照片居中见悬挂两面旗子，其中一面系美国国旗。旗子上方挂一标语，见有"欢迎"二字。

（三）本院 1926 年英文档案《宁波华美医院新院（New Chinese-American Hospital at Ningpo ）》（ *The Shanghai Times,* November 10, 1926 ）云，该院于 11 月 5 日举行奠基礼。据此可知，此照片应摄于此日。

（四）刊载于 Margaret Thomas Beal, Barbara Thomas Jones, Harold Thomas, Jr. & Mary Rushit Thomas ed., *A History of the Hwa Mei Hospital 1843—1950*, unpublished dissertation, Revised 2015, p. 46.

华美医院新院奠基石

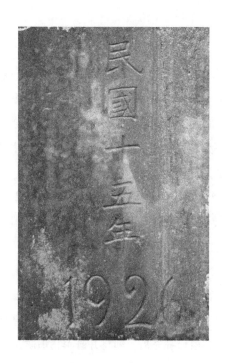

【说明】

（一）此奠基石位于医院新院东翼南墙基。

（二）此奠基石刻有"民国十五年 1926"。

1927 年

军队调动中之甬讯

宁波近日因盛传闽军残部，将由宁海来甬，于是谣言又炽。昨晚路局方面，传将有专车开到，故甬埠官厅即预备小轮两艘，停泊外滩，以备装兵赴奉化填防。昨晚老浮桥曾开放若干时，预备小轮行驶，因此一般居民，遂亦益传闽军残部将至甬也。今晨沪轮抵甬时，各舱位即被定一空，迟至者竟未获舱位，垂头丧气而返。

今晨镇海炮台，因某渔船未曾停锚，即开炮示威。镇邑居民，闻此炮声，多于今晨转甬赴沪避难。昨日下午，宁波开到炮兵团第六连、一连，现驻鼓舞台内。

今日午间十二时宁波又由五夫开到专车一列，内系一师第二团第一营全营兵士。该营营长张宗敬（绍良）系绍兴籍，兵士虽有五百余人，而枪械仅及半数，因在杭被孙军缴械故也，现已分驻鼓舞台及余使君庙。其所缺枪械，由宁波警察厅补充后，即将开赴奉化填防，闻明日尚有一团陆军调到。

宁波华美医院因鉴时局不靖，近拟发起妇孺收容所。又红十字会，宁总会总队方面，近亦由傅炳医院医士俞士英等组织，不日即可成立。

【说明】上述报道刊载于《申报》1927年1月6日。

宁波快信（1927.1.20）

　　红十字会救护队第二队前出发奉化，业于昨日返甬，第三队自百官回甬后，未出发，该队后方所救浙军伤兵十六名、联军伤兵四名，均在华美医院调治。以上十七日。

【说明】上述报道刊载于《申报》1927年1月20日。

宁波快信（1927.5.25）

市公安局昨日下午开夏令防疫会议，到各医院代表二十八人，议定分计划、实行、组织三种手续，推定丁立成、吴莲汀、周宁甫等九人为委员。

中华基督徒联合会，为改组中华基督教会，昨下午三时假青年会开筹备会，推沈亚孟、沈贻芗、[一]谢凤鸣等十一人，为筹备委员。

镇海县长郑广，为筹募国库券事，来甬赴申。二十三日。

【校记与考释】

[一]"沈贻芗"，亦见写作"沈遗相""沈遗香"，英文名一般写作"Esther Sing"，以上诸名均指同一人，下同，不另出校。

【说明】上述报道刊载于《申报》1927 年 5 月 25 日。

宁波快信（1927.6.27）

本埠卫生局设立防疫医院，院址在北门太岁殿内，丁立成、陈宾行为院长，已于昨（二十四）正式成立。

宁波市党部妇女部，昨开妇女协会筹备会，到杨功章、徐慎英、董元香、吴圣婉等十余人。王逸尘主席，并推定沈遗香、方剑白、徐慎英、杨功章、翁文琴、王逸尘、吴圣婉、周蝶栩、唐志毅、朱元元十人，为筹备委员，定于六月二十七日下午四时，假青年开会，筹备委员会。

【说明】上述报道刊载于《申报》1927年6月27日。

卫生局添聘董事

宁波市卫生局长王程之，以近日天气酷热，人民稍有不慎，疫疠随生，除在佑圣观左近设立防疫医院一所外，又复添聘陈如馨、张益臣、屠时逊、丁立成四君，为西北区防疫医院董事，此外各区尚待设立。

【说明】上述报道刊载于《申报》1927 年 7 月 25 日。

华美医院新院中间主楼和东翼结顶时组影

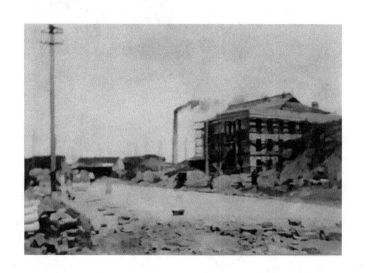

【图释与说明】

（一）此照片已见新院中间四层主楼和三层东翼结顶。本书 1928 年档案《宁波华美医院新院舍之略史》(《申报》1928 年 1 月 14 日）、《华美医院新院主体落成时摄影》、《华美医院临江之全景摄影（1927)》(《图画时报》1928 年第 427 号（1 月 15 日））及《兰雅谷逝世周年纪念摄影》均已见新院舍主体落成之影。据此可知，此照片应摄于上述新闻刊出日之前，或摄于 1927 年。

（二）此照片由鲍尔禄外孙女 Judith M. Sondheimer 提供，将此照片系于 1925 年，误。

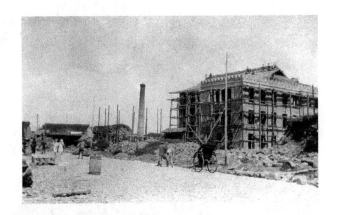

【图释与说明】

（一）据照片内容，其与上述照片应摄于同时期。

（二）此照片由鲍尔禄外孙女 Judith M. Sondheimer 提供，刊载于 Margaret Thomas Beal, Barbara Thomas Jones, Harold Thomas, Jr. & Mary Rushit Thomas ed., *A History of the Hwa Mei Hospital 1843—1950*, unpublished dissertation, 1998; Revised 2015, p. 35；宁波市第二医院编著《世纪华美　厚德鼎新——宁波市第二医院建院 170 周年纪念》，第 29 页。

兰雅谷墓地组影

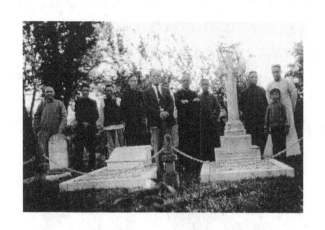

【图释与说明】

（一）此照片左起，第一位是丁立成，第四位是陈恩德，第五位是洪约翰，第六位是郁云卿，第七位是周云青，第八位是刘贤良，第九位是马友芳（马麟书）。

（二）叶向阳编著《宁波：1931—1939——王之祥摄影珍存》（宁波：宁波出版社，2018 年）第 89 页云，自右向左三方坟茔，依次是兰雅谷及夫人、儿子墓。本书 1920 年档案《门人纪念师母兰夫人碑摄影》云，兰雅谷夫人安娜（Annie Shand Grant），出生于 1860 年 6 月 14 日，逝世于 1919 年 1 月 7 日。

（三）兰雅谷墓上安放一个十字架，十字架下有三个依次增大之基座，上面两个基座上刻有英文，甚模糊，无法辨识，最下面基座上刻有中文文字，上述《宁波：1931—1939——王之祥摄影珍存》释作"医学博士兰公雅谷，由美来华行医传道，鞠躬尽瘁三十八年，活人无数，有口皆碑，享寿六十有六岁，卒于一千九百二十六年一月廿九日"。1927 年 1 月 29

日兰雅谷因肺炎溘然长逝，未能看到其倾尽心血筹建之新院落成。兰氏遗体乘船从华美医院旁之余姚江顺流而下，经新江桥入甬江，直至甬城外国人坟地（约今白沙路与东草马路交接处），一路上高桥恤孤院乐队演奏哀乐伴送。外国人坟地存在一百多年，20世纪60年代拆除，兰氏墓及相关遗物不知所踪，此地现已辟为白沙公园。

（四）刊载于 Margaret Thomas Beal, Barbara Thomas Jones, Harold Thomas, Jr. & Mary Rushit Thomas ed., *A History of the Hwa Mei Hospital 1843—1950*, unpublished dissertation, 1998; Revised 2015, p. 12；宁波市第二医院编著《世纪华美　厚德鼎新——宁波市第二医院建院170周年纪念》，第16页。

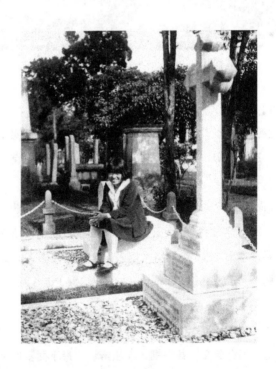

【说明】此照片由王之祥摄于20世纪30年代，刊载于叶向阳编著《宁波：1931—1939——王之祥摄影珍存》，第89页。

1928 年

宁波华美医院新院舍之略史

　　宁波北门华美医院，创办以来，已有八十余年之历史，办理认真，颇为地方人士所信仰。嗣因就医者日众，致原有院舍不敷应用。该院当局爰于民国十二年创议募捐，购地建筑新舍，海内好义之士，踊跃输将，未逾三年，计共募到巨款二十余万元。该院当局遂一面鸠工建筑，一面特派专员任莘耕收续余款。现在该院建筑工程大致告成，其规模之宏大，设备之完美，历史之久远，人才之俊多，实为吾国南部各省中所仅有，并闻该院将于本年三月间举行落成典礼云。下图即新院舍之外观。

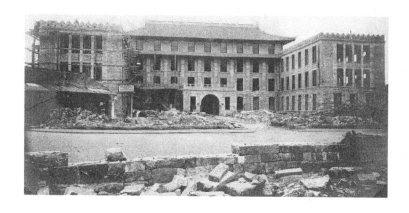

【说明】

　　（一）上述报道所附之照片，系新院主体落成时摄影，亦刊载于 Margaret Thomas Beal, Barbara Thomas Jones, Harold Thomas, Jr. & Mary Rushit Thomas ed., *A History of the Hwa Mei Hospital 1843—1950*, unpublished dissertation, 1998; Revised 2015, p. 36；宁波市第二医院编著《世纪华美 厚德鼎新——宁波市第二医院建院 170 周年纪念》，第 29 页。

（二）上述报道刊载于《申报》1928 年 1 月 14 日。

华美医院新院主体落成时摄影

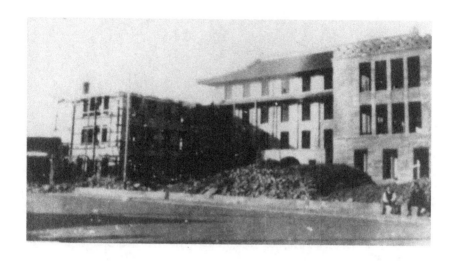

【说 明】刊载于 Margaret Thomas Beal, Barbara Thomas Jones, Harold
Thomas, Jr. & Mary Rushit Thomas ed., *A History of the Hwa Mei Hospital
1843—1950*, unpublished dissertation, 1998; Revised 2015, p. 23.

华美医院临江之全景摄影（1927）

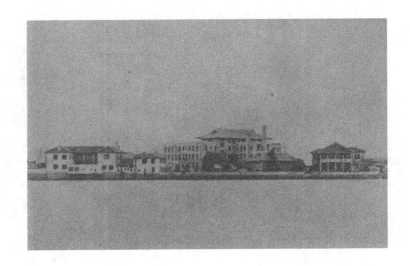

【图释与说明】

（一）此照片系从余姚江东岸所摄之新院主体落成后医院临江全景新影。

（二）此照片正下方题"宁波华美医院全景（中央为新建之院舍）Whole View of Hwa Mei Hospital, Center: New Building"。

（三）刊载于《图画时报》1928 年第 427 号（1 月 15 日）。

兰雅谷与任莘耕合影

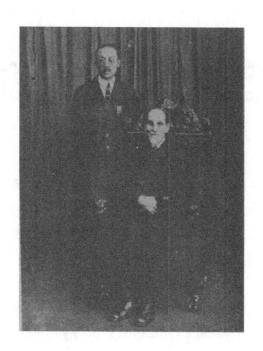

【说明】

（一）此照片左侧题"图中坐者为已故宁波华美医院院长兰雅谷先生，立者为现主任任莘耕君"，正下方题"Sitting: Famous Dr. Lane of Ningpo, Organizer of Hwa Mei Hospital. Standing: Present Superintendent of Hwa Mei Hospital, Ningpo"。

（二）刊载于《图画时报》1928 年第 427 号（1 月 15 日）。

兰雅谷逝世周年纪念摄影

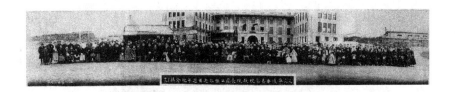

【图释与说明】

（一）此照片摄于即将竣工之新院前，屋顶、路面见积雪。

（二）此照片正下方题"宁波华美医院故院长兰公雅谷逝世周年纪念摄（一九二八、一月廿九）"，左下方题"江北英华公司摄"。

（三）此照片见鲍尔禄、汤默思、郝培德、洪约翰、丁立成、任莘耕等。

（四）刊载于 Margaret Thomas Beal, Barbara Thomas Jones, Harold Thomas, Jr. & Mary Rushit Thomas ed., *A History of the Hwa Mei Hospital 1843—1950*, unpublished dissertation, Revised 2015, p. 47；宁波市第二医院编著《世纪华美 厚德鼎新——宁波市第二医院建院 170 周年纪念》，第 19 页。

大批土匪焚劫奉化莼湖街

　　奉化西忠义区莼湖街地方，居民颇众，街市亦极热闹，惟距海不远，故海盗自客岁以来，时来骚扰。此次自拿获匪首吴瑞荣，于前日在少校场伏法后，羽党米阿土率土匪数十人前来图劫，不成。该匪等于昨日（十二日）下午二时抵该镇，先将莼湖看守，然后拥入第八连连部及警察所保卫团等处，将所有枪械实行劫掠，一面又有羽党挨户洗劫，安泰庄学徒王某，稍与口角，即被击毙，约数小时，又将该镇街纵火焚烧，五、六十家店铺遂付之一炬，损失总数约六、七十万元。甬指挥部得报，连夜开拔大队兵士往剿，一面省防军亦下令作散兵线痛剿，约一小时之久，击毙土匪六、七人，该连兵士亦伤二人，现已送来甬，在华美医院医治。

【说明】上述报道刊载于《申报》1928 年 4 月 15 日。

赠丁立成先生序
（吴涵秋）

夫习业相类，而互不容者，莫医若。中西医以所承各不同，故交诋盖已久矣，而其实英雄所见大抵合也。吾甬民居骈阗，食腥膻，室无溷匽，汗渫实沟衢，而城河湮久，无以去其恶。每夏秋，淫雨汎溢，蒸以炎阳，秽弥六合，人中之，素蓄并发，而疠疫成矣。中医治之，法不一法，寒温热清，邪却正扶，盖人之体秉异，而治亦殊故也。西医则否，遇呕利辄涩止，更有针以吗啡者，闭门逐盗，患奚穷，是盖守旧舶来法，罔解通变，甚且反诋中医之不惮烦，相倾挤，如水火。而立成丁先生，独辟而辟之，布报章以告，为禁例。凡西医皆错愕，初以为创闻，及观其治疫，百发百中，靡弗瘳，于是中心钦服，赞叹为独得之秘不置，夫先生之治疫也。因势利导，活泼泼不泥，其理固未尝与吾中医异也。吾师范公文甫，于人不轻许可，而独见先生，则嘉称不绝口，且为文以表之。先生处之，欿然益谦，不仅无自得态，是岂唯长于医术而已哉，其所涵固未易窥也。曩者，余应严翁康梾聘，诊其女公子疾，中西医满座，或以实当攻，或以虚宜补，或以热务清，或以寒惟温，议久不决。而先生至，诊审周至，悄然语翁曰，此吾不能卒决，俟归而为若细检痰溺，得其证，当相告。时群医默然气沮，余聆之，不觉心折。夫医系人命，乌可强不知以为知，妄自矜为，今先生于不知者，明言不敏，则其所知者，自确可恃者已。今岁冬，余友潘子吉生，病热剧甚，中西医俱束手。及先生诊之，曰伤害也，无治法，养护之可耳。否则殆，病家不之听，后果如所言，吁先生之术，其所知而可恃者又如此，由此更足以征吾师平日所以嘉称之者，的非溢誉矣。因为序以贻之。

【说明】刊载于《中医新刊》1928 年第 1 期。

地方通信（1928.6.13）

宁波青年会特派谢凤鸣、陈振刚、董事部丁立成，赴普陀出席全国干事大会。

【说明】上述报道刊载于《申报》1928 年 6 月 13 日。

批任莘耕为青年会会基，请求免费登记由

书悉。准如所请，办理此批。证明文件存。

中华民国十七年六月十八日

市长：罗[一]

【考释】

[一]"罗"，罗惠侨，宁波设市第一任市长。

【说明】上述批文刊载于《宁波市政月刊》1928年第1卷第10号。

青年会举行保婴运动

宁波青年会公民教育运动委员会，为提倡婴孩卫生，完成婴孩教育，保护婴孩健康，增进婴孩幸福起见，发起保婴运动，业于本月二十五、六日两日，按照预定秩序进行，每日上午九时至下午九时，男女老少，到会参观听讲者约三千余人。会场内陈列张挂图表、模型、书籍、用具及实物各项，以供展览。每日公开演讲两次，并放映婴孩保育法，及公共卫生之写真等活动影片，均极切实，可资劝化。讲员为上海中华卫生教育会主任医学及公共卫生学博士宓爱华女士，及实地工作主任医学及公共卫生学博士金世昌先生。听众均极踊跃，并由该会延请当地华美医院、福康医院、康宁医院、仁泽医院、觉济医院各医士等，轮流担任检定委员。共计检定婴孩八十余名，认为及格者仅三分之一，其余则因患鼻耳喉眼睛及皮肤之病为多。此外由上海惠民奶粉公司经理李元信君，亲自偕职员戚恭甫、陆曾佩德、徐越诸四君，来甬襄助，并赠送奶粉与各婴孩，颇极一时之盛云。

【说明】上述报道刊载于《申报》1928 年 6 月 28 日。

市建设会讨论自来水问题

宁波市建设委员会，昨下午三时开会，王思成主席，讨论事项：

1. 市政府函，请逐条签注拟具自来水公债条例，及保管基金办法案。

1. 卓委员建议，修改自来水公债名称案。

1. 汉中公司、市政府订定开凿试验井案。

1. 丁委员提议，拟定自来水水质最低限度标准，□推王委员于试验井化验水质时，参加审查案，并推定濮卓云、丁立成、刘启敬三委员担任。

【说明】上述报道刊载于《申报》1928 年 8 月 20 日。

民国十七年（1928）
顾宗芳与中华基督教浙沪浸礼议会立永远绝卖田契

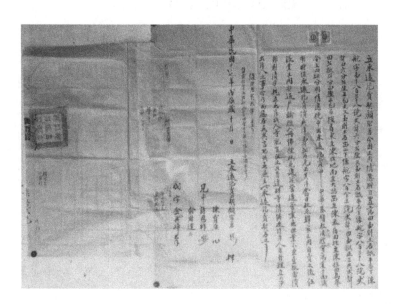

【释文】

立永远绝卖契

顾宗芳今因正用，情愿将自置荡田一则，土名眠牛石下，系舵字一千八百三十八号，丈计六分二厘；又一则，土名眠牛石下，系舵字八百三十八号，丈计田六分二厘五毛（毫）正；又一则，土名西山下，系舵字八百八十三号，丈计田一亩正，三共丈计田二亩二分四厘五毛（毫）另（零），按着东至陈姓地，南至大路，西至陈恭房田，北至陈姓田为界，今立四址分明，情愿挽中出永远绝卖与中华基督教浙沪浸礼议会为业。三面议明，时值永远绝卖价英洋一千二百元正，其洋当日收足，归家正用。自卖之后，任从业主开割、过户、输粮、入册、布种、收花、建筑、营造、管业无阻，业不重叠，抵当价非利债准执，并无房族人等乱言阻止。如有违碍等情，俱是得洋人自行理直，不涉出洋人之事。今乃两愿，各无异言，恐后无凭，立此永远绝卖契，存照行。

随附老契三纸，并照行。

计载：

"教"字下添注"浙沪"字二个，"会"字上添注"议"字一个，并照行。

中华民国十七年戊辰岁十月　日立永远绝卖田契：顾宗芳（押）忠　押

见中：陈宝康（押）心

许恩祚（押）□

俞财运（押）□

代字：金再璋笔

【说明】

（一）此契附民国十七年《买契》，左右两边各印一行骑缝字号"定海字第三千五百七十号　完税银七十二元"，已被截为半字。上述《买契》其文如下：

买契	买主姓名	浸礼会	买价	一千二百元	
	不动产种类	荡田	应纳税额	七十二元	
	座落	眠牛石下	原契几张		
	面积	二亩二分四厘另（零）	立契年月日		
	东至	南至	西至		北至

例则摘要：

一、不动产之买主或承典人须于契纸成立后六个月以内赴该管征收官署投税。

一、订立不动产买契或典契时须由卖主或出典人赴该管征收官署填具申请书请领契纸，缴纳契纸费五角。

一、不动产之卖主或出典人请领契纸后已逾两月，其契约尚未成立者，原领契纸失其效力，但因有障碍致契约不能成立时，得于限内赴征收官署申明事由，酌予宽限。

一、原领契纸因遗失及其他事由须补领或更换时，仍依第四条第一项之规定缴纳契纸费。

一、契约成立后六个月内纳税，如逾限在六个月以上，处一倍罚金，一年以上，处二倍罚金，二年以上处三倍罚金。

一、匿报契价十分之一以上未满十分之二者，照短纳税额处一倍罚金；惟匿报数虽及一成，其短税不及一元者，只令补足，免予科罚；如匿报契价十分之二以上未满十分之三者，照短纳税额处二倍罚金；十分之三以上处三倍罚金；十分之四以上处四倍罚金；十分之五以上处五倍罚金。

一、私纸立契，除投税时先据声明请换契纸免予科罚外，如被告发或查出者，改换契纸，补缴契纸费，并处以二倍之罚金。

一、契约成立后六个月之纳税期间，限于遵领官契纸者，适用之其私纸所书之契约，若事后不换写契纸，以逾限论。

一、逾期未税之契，诉讼时无凭证之效力。

卖主：顾宗芳

中人：许恩祚

中华民国十七年十二月十九日定海县给

（二）此契及《买契》钤印三方。一方钤于契文中价数，一方钤于此契与《买契》粘连处，以上二方印文均为"定海县知事印"，另一方钤于《买契》末尾处，印文为"浙江省政府财政厅印"。

（三）此契上方贴印花二枚，甚模糊，无法辨识，印花上加盖"定海县税□处"印一方。

1929 年

批丁立成，据呈以医师，教育未备，请免除考试，准予领证等情，批将原呈留备考查由

卫生部批（第 82 号）

原具呈人宁波医师公会丁立成：

呈一件为医师，教育未备，请免除考试，准予领证开业案，以昭公允，而惠病黎由。

呈悉。所呈各节不无见地，但考试之目的，虽在甄别，决非如来呈所云，设法使之淘汰，除留备参考外，仰即知照所批。

中华民国十八年五月十三日

卫生部长：薛笃弼

卫生部印

【说明】上述批文刊载于《卫生公报》1929 年第 6 期（1929 年 6 月 1 日出版）。

批宁波医师公会丁立成为医师，教育未备，请免除考试，准予领证开业，准留备参考文（五月十三日）。

呈悉。所呈各节不无见地，但考试之目的，虽在甄别，决非如来呈所云，设法使之淘汰，除留备参考外，仰即知照所批。

【说明】上述批文刊载于《卫生公报》第 1 卷合刊第 2 册第 6 卷（1930 年 1 月 1 日出版）。

通讯员被冤下狱

　　本报驻甬通讯员骆君，于本月二十二日下午七时许，由江北岸青年会，陪亲戚某女士至北门外华美医院，乘便探望同乡某君之病。讵某君有共产嫌疑，房间外有便衣看守，凡探病者皆须扣留，故骆君亦在被扣之列，当晚送至一区三分署，由三分署转送至指挥部，时已午夜，并不质询，即在第一禁闭室寄押，事后由鄞县党部委员姜伯喈、吴望仍及党员谢凤鸣、林质中等负责证明后，已于昨日（二十四日）下午二时许释放。

【说明】上述报道刊载于《申报》1929 年 5 月 27 日。

新建澄贤义务学校开幕广告

　　本校为纪念私谥"澄贤"甬上张让三先生而设也。先生立德、立功、立言，传名不朽，天下共知之。岂特上海、宁波、江浙两省人士景仰夕祝而已耶？前于戊辰年，同人公议为先生立祠祀虹镇地方，永亨蒸尝，附义务小学校，以宏教育。人主之日，公子炯伯先生捧主人座，群从其后，祭奠者数百人。三年以来，思慕先生德业者益众，愈久而愈不能忘，来学日多，旧校地不能容，因复公议，扩充校舍，益广陶成，鸠工三月，成就三层大楼、五开间大礼堂，足容学生数百人之众。此皆先生流风遗泽所先被，故绵远而弥长也。昔有崇祀乡贤之典，附在学官，邑邑有之，国制变更不暇，给此典不废之废，亦既二十年矣。然见贤思齐，凡乡先生，德化在人，入人深者，每不能忘乎心，仍随在有自由为贤者立学校或图书馆，以为纪念，前乎此者，盖比比矣。同人等对于先生多属乡后进，义尤不能不力记日，有其举之，莫敢废也。今本校建筑工完，择于八月十一日，即夏历七月初七日，行开幕礼，除具柬，敦请海内贤达届期莅临，加多名额招生入校外，特登报通知，并叙明事略，以希各界共鉴焉。

　　宁波旅沪同乡会、宁波佛教孤儿院、轮机员联合会、焱盈同兴会、中华扬子江领江公会、善政同业公所、焱盈总社、敦仁公所、船业公所、焱盈南社、北均安公所、驾驶员联合会、洋务职业公会、南均安公所、上海栈业公义会、四明长生会、上海洗衣公所、宁波华美医院、商轮联益社、中华航海联合会同谨布。

【**说明**】上述报道刊载于《申报》1929年8月7—10日。

华美医院院务会议记录（1929.11.13）

在一九二九〔年〕十一月十三日下午八时，[一]在图书室开正式院务委员会。

到会有：汤医生、丁医生、[二]任医生、[三]洪医生、[四]霍女士、[五]韩女士、[六]王女士、任小姐。

先将商议之事记下：

1. 新医院开慕（幕）之日期。[七]

2. 增添新围屏同便盆架子。

3. 能否有毕业护士到奉化。

4. 丁医生题议，在一切记录皆用中文，清洁医院，职员、学生、佣人生病之规则。

5. 读上次之记录，通过。

1. 商议新医院开慕（幕）之日期。至好在清明节之时，但未定。开慕（幕）前须修理及粉刷墙，故至好在年底暂将医院关闭以便粉刷，但此事未定，特请汤医生及任医生负此责。

2. 增添新围屏同便盆架子，汤医生到上海去买。

3. 商议毕业护士到奉化，先请丁医生写信给奉化孤儿院院长，问清后再定。

4. 商议一切记录用中文，通过。商议清洁医院之事。丁医生题议，须有一位西国护士督办此事，因西国护士较比华护士经验多。

5. 商议无论医生、职员、护士、佣人生病住院皆不出钱，但职员等照 X-Ray 照半价。

6. 职员之家族如生病住院给半价，如照 X-Ray 或打针等皆给原价。

7. 佣人之家族则看病之轻重，由医生规定。

会毕，散会。

【校记与考释】

〔一〕"年"，据文义补，下同，不另出校。

〔二〕"丁医生"及下文"丁医师"，丁立成，英文名一般写作"L. C. Ting"，下同，不另出校。

〔三〕"任医生"，任莘耕，下同，不另出校。

〔四〕"洪医生"及下文"洪医师"，洪约翰（家翰），英文名一般写作"John Hong"，下同，不另出校。

〔五〕"霍女士"，Esther Hokanson，下同，不另出校。

〔六〕"韩女士"，韩碧玲（Willie Pauline Harris，1897—1977），下同，不另出校。韩碧玲编有多本医类图书，比如韩碧玲编，马友芳医士、朱旭东护士译述《解剖生理学》（中华护士会出版，上海广学书局印行，民国廿二年）；韩碧玲女士编，董秀云女士译述《护士历史略记（为中国护生用）》（上海广协书局发行，民国二十三年初版）；韩碧玲、吴建庵编《内科护病》（上海广协书局发行，民国二十八年）等。

〔七〕"慕"，据文义校作"幕"，下同，不另出校。

【说明】此文献现藏于宁波市档案馆，编号：306-1-4。

华美医院院务会议记录（1929.12.4）

在一九二九〔年〕十二月四号下午八时，在图书室开正式职员会。

到会有：汤医生、丁医生、任医生、洪医生、霍女士、任小姐。韩女士因有事到金华，故未到会。

先读上次记录，通过。

1. 任医生报告记念碑用大理石。

2. 题及奉化要护士之事。已来书，甚望速即有一护士去奉化。今已定，先请本院周秀珍女士去暂时代理，等在短时间寻找一位可去奉化。

3. 商议医院暂定之时，但今定将老医院厨房修好为烧饭及水等用。因机器要暂定数日，但新医院续渐修理。同时题及消毒器也可备好，因金费缺乏，故未结果。

4. 题及纪录室宜有柜子，为放出院病人之牌子。至好有一个特别片子，以便寻找老病人之牌子，但此片子由丁医生，洪〔医〕生商议如何印法。[一]

5. 商议医院如何可与学校连（联）络，[二]因多数学生来院验身有病，至好各学校有学校护士。

【校记】

〔一〕"医"，据文义补。

〔二〕"连"，据文义校作"联"。

【说明】此文献现藏于宁波市档案馆，编号：306-1-4。

毕业证明书（王南扬）

毕业证书

为证明事，查学生王南扬，[一]系浙江省鄞县人，现年二十岁，在本院化验技术人员训练班学习二年，考查成绩及格，准予毕业，特发给毕业证书，以资证明。

宁波华美医院院长：汤默思（印）汤默思章

中华民国十八年十二月三十一日（印）宁波华美医院之章

【校记与考释】

[一]"王南扬"，亦见写作"王南洋""王南阳"，英文名一般写作"N. Y. Wang"或"N. Y. Wong"，以上诸名均指同一人，下同，不另出校。

【说明】此文献现藏于宁波市档案馆，编号：306-1-4。

1930 年

华美医院院务会议记录（1930.1.1）

在一九三〇年一月一日下午二时，在图书室开正式委员会。

到会有：汤医生、丁医生、洪医生、韩女士、任小姐。任医生在上海，未到会。

开会，汤医生祈祷。

读上次纪录，通过。

1. 题议病人纪录片子，已由丁医生、洪医生议定。样子依样子印2000张，每次病人出院则依纪录片子写入在书内，以便考则。由袁先生写入书内。

2. 读去年一九二九年五月内由董事会所定之华美医院规条，其余通过，惟第八条上半条不能通过。

3. 商议买药之事，惟有药可多买，以供给一年之用。

4. 商议毕业护士之假期，则一年四星期，惟至少在院已服务半年，则有假期。

5. 商议下季收新护生之一切手续，则定学费廿五元，膳费每月七元，试验期三月，则须廿一元，书费廿元。章程须重印，则举二位丁医生及任小姐商议定，等下次会议定当。

会毕，散会。

【说明】此文献现藏于宁波市档案馆，编号：306-1-4，编入 1929 年卷宗，应编入 1930 年卷宗。

华美医院院务会议记录（1930.1.11）

在一九卅年一月十一日下午七时，在图书室开特别委员会。

到会有：汤医生、丁医生、任医生、韩女士、任小姐。洪医生因有贵恙，未到。

特别讨论常年预算表。

到十一点半散会。

【说明】此文献现藏于宁波市档案馆，编号：306-1-7。

宋美龄泽及孤童

国府蒋主席暨宋美龄女士，于上年回奉参观孤儿院，悯院生多患宿疾，曾于回京后派白女士到院检验病体，又函华美医院医士两度到院查验。兹又派寄该院洋一千元，以作医药及专派医护住院经费。兹该院已派赵素凤女士长期住院，凡沙眼、癞头、慢性病等症，逐日切实调治，以期留院孤儿得均健康。

【说明】上述报道刊载于《申报》1930 年 1 月 20 日。

华美医院管业执照

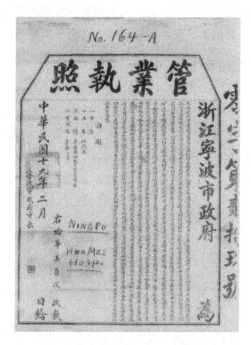

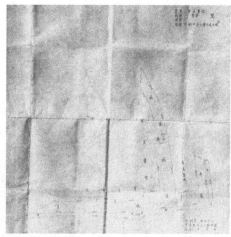

【释文】

管业执照

浙江宁波市政府为给发执照事案，据工务局长林绍楷呈称卷，查民国十三年间，前市政筹备处曾准华美医院函请将该院附近原有旧路让与该院，一方面在城根侧近由该院让出相当地段建筑新路以为交换，并愿担任拆城筑路等经费，当经前市政筹备处议订条件成约，履行在案。至十七年八月该院来函请求，照约双方交换契据以清手续等语前来，准经派员前往按图丈勘验收完毕。查此案，既经市政筹备处订有合约，自应早为结束，除函复该院外，理合将本案查案情形并绘具图样备文呈报钧府，鉴核备案并准予发给契据，以符原案，而清手续等情。附呈实测图及华美医院前环城马路及已拆城基实测图各一纸到府，据此查阅存案原卷，该院与前宁波市政筹备处原订合同为请求拆除城墙，掉换基地，建筑马路，双方协议条款其第六条载，华美医院承筑之东西环城马路及支路基地由华美医院出立契据赠予市政筹备处，城墙及官路之基地由市政筹备处出立契据赠予华美医院，现在该院承筑道路既经工务局派员验收，事关慈善，应准将前项调换旧路基地六亩四分二厘七毫四丝，依照内地外国教会租用土地房屋暂行章程第六条之规定，拨给该院永租使用，以符原案，唯不得辗转让渡，亦不得移作他用，倘发生上述事项，即由本政府全数收回。除指令并将路基实测图存案外，合行填发执照，俾资收执，嗣后该项调换旧路基地六亩四分二厘七毫四丝准由该院永租使用，给此执照为凭。

计开：

一、坐落

二、土名：北门内。

三、面积：六亩四分二厘七毫四丝。

四、实测图：一纸，另附。

右给华美医院收执

中华民国十九年二月　日给（印）宁波市政府印

宁波市政府市长（印）罗惠侨印

业主：华美医院

执照：　字第　号

地点：

面积：六亩四分二厘七毫四丝

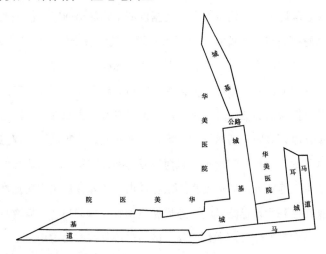

比例尺：五百分之一

宁波市政府工务局制

民国十九年二月　日

【说明】

（一）此照见添注"Ningpo Hwa Mei Hospital""No.164-A"。

（二）此照见右边印一行骑缝字号"零字第二十九号"，已被截为半字，骑缝字号处钤印一方，仅残一半印文，据相关文献可知，其印文为"宁波市政府印"。

（三）此照文所添加"该""前"二字处钤印二方，印文模糊，未识。

华美医院院务会议记录（1930.3.7）

在一九三〇年三月七号十时及下午一时半，在图书室聚常务委员会。

到会有：汤医生、丁医生、任医生、洪医生、韩女士、任小姐。

开会读上次纪录，通过。

1. 在上次纪录中所记之医院规条第八条，今由董事会商议，今将第八条作废。

商议护士学校之章程及报名单。依上次丁医生及任小姐所商议之章程及报名单，其余通过。惟护生之奖励，则议：以七十五分为及格，在九十五分以上者得一等奖励，在八十五分以上者得次等奖励，在毕业护士会大考平均得八十五分以上者得优等奖励。前次所存三百元为护生之奖励。

2. 商议兰公之劳绩纪念碑，由汤医生及任医生担任。

3. 商议新医院落成之礼。议定在四月三日，停诊一日，在老医院备午饭。

会毕，散会。

【说明】此文献现藏于宁波市档案馆，编号：306-1-7。

女郎身殉未婚夫

甬市江北岸卢家街头大夫第四号门牌，卢某之长女阿明，现年二十二岁，秉性聪明，自幼读书，前年辍学在家学习女红，操作甚勤，颇为父母所钟爱。本年正月间，由邻妪为媒，许与本市江北岸沃家弄张介茂为续弦，甫于上月十八日文定，于本年七月间迎娶。张前在汉口中国银行为行员，于去年辞职，进上海某金字号为伙，三月前因身体不宁，返甬养疴。不料抵家后，竟于前日（十六日）溘然长逝，阿明闻此噩耗，哭泣终夜，哀不欲生，嗣经父母弟妹百般慰劝，佯为节哀。讵于昨日（十七日）早晨五时许，托故外出，奔至永兴凉帽行弄内，一跃投江，以身为殉，尸身浮至浮石亭江面为人瞥见，用船救起，已气息奄奄。其父母弟妹闻讯赶到，即舁至华美医院施救，然阅时过久，已香消玉碎，返魂无术矣。阿明父母，以其女既为夫身死，拟将棺木抬往乾宅，与其未婚夫张介茂合葬，以完成死者之志愿云。

【说明】上述报道刊载于《申报》1930 年 3 月 20 日。

华美医院历史

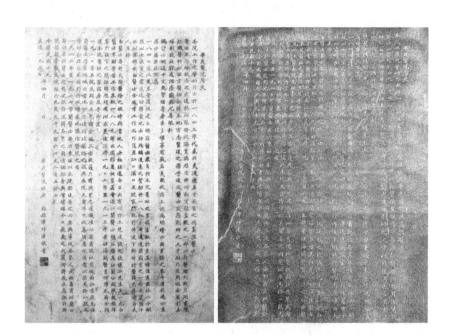

【释文】

华美医院历史

本院工作之肇始，乃由于一八四三年代表北美浸礼差会来甬之玛高温医士，医士本耶稣救世之大道，热心服务，救济贫病，历有年所。[一]初赁佑圣观之一部以行医，[二]继则就月湖书院，组织医科，以西方医术训练本地有志医道之学子，造成医士及药剂师之人才。此外，复周游全省，于各埠创设施诊处，治疗疾病，尤专眼科。

玛医士精通中文，熟习经学，著书多种，享有盛名，美国政府且认为明了中国事务之泰斗，伟哉玛公，尽瘁中华，至死不息。

一八四七年[三]，北美差会复派遣白保罗医士来甬，于本院旧址之男病室施诊，查其时仅有病床二十。嗣后以女病室之需求迫切，得当地士绅与麟道宪之赞助，于一八八〇年建造该病室之一部，并置备十床以容妇女。白医士舍城市工作而外，复至江口、溪口及沈家门施诊、布道，下乡时，将医务悉委诸白夫人主持。

白医士善于交际，医务之暇时与当地人士相往还，今日大有功于本院建设之张让三先生，其一也。白医士辛勤劳苦，工作不辍，一八八九年因病离甬调养，差会遂以兰医士雅谷继其任。兰公就职后数年，鉴于病室之简陋，殚思竭虑，以求美备，遂将一九〇二年至一九一五年兼任海关医员所得之薪金，捐建本院旧址之男病房及手术室。

一九二〇年本院为顾全本邑病者之正当救护，乃有扩充之建议，惟以原有院址，背城面江，发展为难，兰医士乃另购城内空地一方。迨拆城筑路之议兴，本院又商得市政筹备处之同意，以筑马路一段为条件，订立正式条约，将城墙基地让作医院之用。

一九二三年至一九二七年，兰医士奔波东西，以本院新建筑之必要，与宁波各界人士相筹商，以兰公与任莘耕医士之热忱服务，深得各界之同情，饮助者异常踊跃。今日巍巍之大厦，乃得成立焉，总计新院捐款全数为现银念（廿）九万九千九百六十元二角五分云。

中华民国十九年、主后一九三〇年四月　日，华美医院敬立，鄞县章师濂敬书。[四]

【校记与考释】

[一] 1843 年 11 月 1 日玛高温抵甬，起先寄居于一位商人免费提供之闹市区私宅里行医，三个月后，诊室关门，玛高温离甬，期间共为 650 名病患施行手术。

[二] 本书卷一"前言"第 17 页曾据此云，1845 年 4 月玛高温返回宁波，重开诊所，起初租赁于甬城北门"佑圣观"之厢房，后搬至"佑圣

观"附近行医，不甚准确。据 J. R. Goddard, *The East China Baptist Mission Historical Notes* (Ningpo, 1911, pp. 3–4); Robert E. Speer edited, *A Missionary Pioneer in the Far East, A Memorial of Divie Bethune McCartee* (New York, Chicago, London and Edinburgh: Fleming H. Revell Company, 1922, p. 89 ）等记述可知，玛高温自 1845 年 4 月 25 日返甬，至 1846 年底期间，曾暂时代表美国长老会医学传教士麦嘉缔（Divie Bethune McCartee, 1820—1900）管理当时其设于北门城墙内"佑圣观"之诊所，并在此施医。之后玛高温于"佑圣观"不远处，北门城墙外租房行医。不久美国浸礼会置下玛高温此处房产，之后诊所以此为据点，在周边不断拓展，渐至后来华美医院之规模。

〔三〕"一八四七"，疑误。本书 1920 年档案《宁波华美医院缘起》云，1875 年（光绪元年）白保罗来甬施医。〔英〕伟烈亚力（Alexander Wylie, 1815—1887）《基督教新教传教士在华名录》（*Memorials of Protestant Missionaries to the Chinese*）则云，白保罗受中华传道会派遣于 1865 年 7 月 24 日抵甬，自 1876 年 2 月始，作为美国浸礼会传教士在华活动。由此可知，上述碑文言白保罗于 1847 年来甬非确也。然碑文为何有"一八四七年，北美差会复派遣白保罗医士来甬，于本院旧址之男病室施诊"云云，或是当时书者误将"一八七四"撰刻作"一八四七"，或是将 1847 年罗尔梯（Edward Clemens Lord，1817—1887）抵甬时间按于白保罗掌医院之时，以致张冠李戴。

〔四〕此处钤印一方，印文为"章师濂印"。

【说明】

（一）此碑文末仅云 1930 年 4 月华美医院敬立此碑，未署日数。本书 1930 年档案《华美医院院务会议记录（1930.3.7）》《华美医院新院落成礼》（《四明日报》1930 年 4 月 4 日）《华美医院昨举行新院舍落成礼》（《时事公报》1930 年 4 月 4 日）均云，是年 4 月 3 日举行新院落成礼，此日医院立碑《宁波华美医院建筑新院扩充设备募捐经过状况》《故院长兰雅谷先生劳绩纪念碑》。据此推测，此碑或也立于同日，故将其系于此。

（二）此碑现存于宁波市第二医院"华美苑"一楼院史博物馆。

宁波华美医院建筑新院扩充设备募捐经过状况

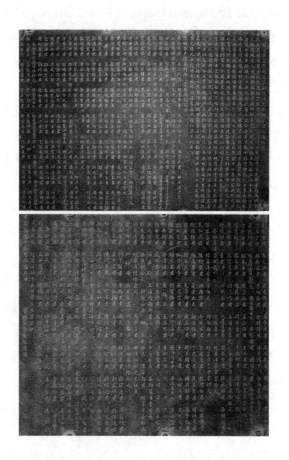

【释文】

宁波华美医院建筑新院扩充设备募捐经过状况

本院自兰雅谷医士长院后，惨淡经营，声誉日盛。当时苦于经费不足，诸事苟简，供不应求，虽得地方人士相助，竭蹶之状，时所不免。民国九年为本院成立八十年纪念，亦即兰医士来华服务三十年纪念，[一] 计甬人受诊者不下数十万，耆绅张让［三］老辈为发起募购爱克司光镜以利诊察，[二] 院务为之一振。继是以往，兰医士益觉本院所处地位之重要，知原有院舍及设备实有碍本院前途之进展，爰于民国十二年决定新院之计划，于旧院附近购置基地，邀集热心人士筹商建筑募捐之进行方案，预计新院建筑设备等费约需三十万金，众议金同。募捐开始未几，江浙开衅，兼岁遭兵，商市凋零，捐务受挫，然兰医士之热诚，始终不懈，期在必成，与本院任莘耕医士连年奔走，无间寒暑，足迹殆遍国内。既而新院工程次第兴筑，不幸兰医士中道崩殂，任医士承其遗志，继续努力，以迄于今，大业告成，总计募捐经过为时凡六年，为程数万里，实得捐洋十一万九千四百六十三元六角五分。倘非兰医士之忠勤艰苦，与各方人士之热心响应，曷克臻此，本院于是感悼同深，爰立此碣，以志不朽云尔。

谨将各户经募捐助　台衔开列于后：

吴荫庭君、无名氏翁（即屠景三）、效实学会，各助洋五千元；周宗良君，助洋四千元；上海万国体学会，助洋三千元；孙梅堂君，助洋二千六百二十元；方药雨君，经募洋二千元；无名氏叶，助洋二千元；孙宝琦君，经募洋一千四百五十元；陈子埙君、余葆三君、王正康君，各助募洋一千五百元；楼恂如君，经募洋一千二百五十元；张组英君，助洋一千一百五十元；卢子嘉君、李赞侯君、李光启君、丛桂轩方（方丛桂轩），[三] 袁履登君、姜炳生君、吴麟书君、赵晋卿君、秦珍荪君、王儒堂君、徐庆云君、贺得霖君、张延钟君、朱葆三君、叶葆青君、邬挺生君、边文锦君、谢蘅窗君、方液仙君、方稼荪君，各助募洋一千元；方安圃君、王桂林君、张天锡君，各助募洋八百元；西北公会，助洋七百元；宁绍公司，水脚项减半，助洋六百五十元；钱中卿君，助募洋六百一十元；曹兰彬君，经募洋五百五十元；袁巽初君、韩紫石君、虞洽卿君、张寿房、张润津君、张效良君、张朗斋君、陈楚湘君、倪倬如君、董占春君、严蕉铭君、方寿房、王佐禹君、吴佩纶君、孙余生君、沈鸿照君、董杏生君、王习甫君、钱新之君、方爱吾庐、项松茂君、傅其霖君、陈瑞海君、醒庐方、戴耕莘君、新顺泰号、洪贤钫君、种德堂徐、严子均君、裘黼臣君、孙瑞甫君、黄涵之君、刘鸿生君、仁寿堂严、金廷苏君、张继光君、乐振葆君、乐甬生君、何葆龄君、孔颂馨君、章林生君、徐庆云君（电话费），各助募洋五百元；李祖庚君、陈蓉馆君、邬谟昌君、各助募洋四百元；天童寺，助洋三百八十元；苏寿田君，助洋三百五十元；洪沧亭君、朱吟江君、孙衡甫君、谢仲笙君、方哲民君、张瑞椿君、无名氏周，各助募洋三百元；郑义炳君，经募洋二百六十五元；曹云祥君，经募洋二百五十二元；陈春福君，经募洋二百五十一元；周肇咏君、华成公司、林斐成君、邬彬生君、童梦云君、邵尔康君、方保廉君、包湘涛君、郑植生君、朱鸿源君、郑仁业君、蔡酉生君、蔡仁初君、翁继初君、周松寿君、刘瑞卿君、陈如馨君、曹心存君、丁佐成君、姚芬梅君、童伦元君，各助募洋二百五十元；任彩月女士，经募洋二百三十四元；吴雨亭君，助洋二百二十五元；邬志豪君、翁葆甫君、叶仲恕君、李达卿君、李拙君、虞秉荣君、陈廷奎君、顺泰木行、孙传芳君、蔡丕干君、祁仍奚君、何绍庭君、冯玉祥君、陈艮初君、文德堂沈、黎元洪君、盛省传君、卢华庭君、吴涵秋君、周干房、裘霞如君、濮卓云君、林蔚文君、李祖荫君、徐博传君、孙美鸿君，各助募洋二百元；荣德均君，经募洋一百八十元；陈希学女士、吴熊渭君、戚伟良君，各经募洋一百五十五元；方新吾君、胡象美君、严子裕君、姜证禅君、王正甫君，各助募洋一百五十元；陈宽钧君、陈常泰君、陈筱葆君、周宁甫君、李桂卿君、陈季兰君、徐霞管君、周汝佐君、王宝庆君、谢凤鸣君、上海大益号，各助募洋一百二十五元；陈筱舫君、董君（蛋业）、方樵苓君、沈遗香女士、赵奎章君、徐永祥君、徐树馥君，各助募洋一百二十元；陆瑞康君，经募洋一百一十元；邵生荣君，经募洋一百零五元；周汝南君，经募洋一百零四元；毛和源君、陈均侯君、洪雁宾君、余安官君、岑廷康君、林渭舟君、俞福谦君、陈淮钟君、鲍咸昌君、夏老太太、邬友铭君、丁忠茂君、严孟繁君、周炳文君、卢老太太、徐永炎君、毛鲁卿君、严蓉卿君、舒文耀君、楼其梁君、高子勋君、励忻宝君、卧月居李、张逸云君、石运干君、王烈高君、陈松源君、王大黼君、陈庆瑞君、胡文甫君、刘宝余君、尹贸治君、张梅岭女士、王友三夫人、孙祚型君、陈寿衡君、徐渭源君、袁梅记、王海帆君、朱旭昌君、钱筱宝君、林承欢君、张安芳君、盛松琴君、李庆龄君、王国海君、邬志坚君、益利公司、赵占绶君、王瑞双君、锦华行、上海商务印书馆、上海中英药房，各助募洋一百元；陈天寿君，助洋八十元；科发药房，助洋七十五元；陈子翔君，经募洋七十元；邬光道君，经募洋六十一元；马申昌君，助洋五十二元五角；叶守卿君、柳师母、马友芳君、何德文君，各助募洋六十元；赵春华君、刘予醒君、董梅生君、顾元琛君、杜厚裁君、张保庆君、洪益珊君、楼复来君、王少云君、徐和梅君、王才运君、陈祥麟君、郑霖祥君、杨河清君、祁太太、陈斌奎君、卓宝亭君、陈次平君、邱宝赉君、周开文君、徐虎臣君、蔡志阶君、庄鸿皋君、裘珠如君、王亦鹏君、蒋介卿君、楼四海君、徐诚照君、邵锡康君、上海集成药房，各助募洋五十元；章维华君，经募洋四十五元；李樵卿君，经募洋四十三元；屠开泰君，经募洋四十二元；甬江、慕义二校、乐滋生君、善记，各助洋四十元；高信昌厂，助洋三十四元；董景安君，经募洋三十二元；金吉夫君、张九龄君、洪元祖君、施女士、史宗棠君，各助募洋三十元；谢其锟君，经募洋二十八元；张嘉惠君，助洋二十五元；余显恩君、李汉一君、戎云土君、徐味青君、何元增君、杨渭泉君、董瑞震君、章裕卿君、上海华英药房，各助洋二十元；阮渭泾君，助洋十五元；源泰号、屠介澄君、屠韵记、俞嘉福君、王世恩君、杨炳仁君、邬绥发君，各助洋十元；兰老太太，经募洋九千七百零七元零五分。

　　中华民国十九年四月三日，宁波华美医院谨识。

【校记与考释】

　　〔一〕"民国九年为本院成立八十年纪念，亦即兰医士来华服务三十年纪念"，上之前半句有误。据本书 1920 年档案《宁波华美医院缘起》、1930 年档案《华美医院历史》等，此院始自清道光二十三年（1843）十一月玛高温抵甬施医，盖至民国十二年（1923）医院历八十年，非民国九年。1923 年档案《华美医院八十周纪念志盛》(《申报》1923 年 11 月 23 日）亦云："甬北郊华美医院，开办以来，瞬已八十载，二十日上午，该院举行八十周纪念，并该院长兰雅谷医士授勋典礼，及爱克司光镜开幕纪念日"，即为明证。而兰雅谷自 1889 年受差会之命，挈眷来华，至民国九年（1920），其任医院医士职已三十年矣。

〔二〕"三"，碑文脱，据相关文献补。

〔三〕"丛桂轩方"，据相关文献校作"方丛桂轩"。

【说明】此碑现存于宁波市第二医院"华美苑"一楼院史博物馆。

兰雅谷遗照

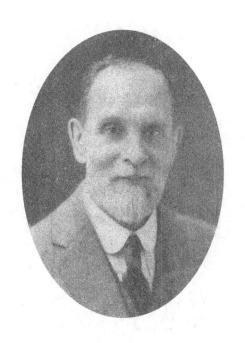

【说明】

（一）此照片正上方题"兰公遗照"。

（二）刊载于《宁波华美医院征信录》，中华民国十九年三月，宁波市档案馆，编号：306-1-6。《宁波华美医院征信录》封面"宁波华美医院征信录"七个字由"七五老人题"，并钤印一方，印文为"渭宾"。

故院长兰雅谷先生劳绩纪念碑

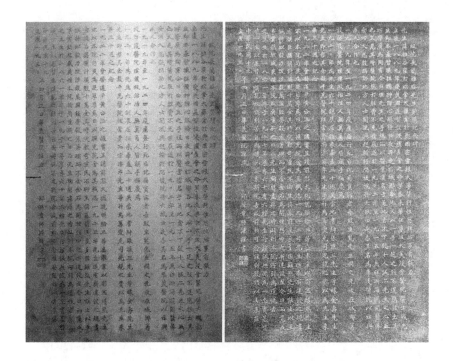

【释文】

故院长兰雅谷先生劳绩纪念碑

先生，讳雅谷，产于坎拿大，毕业于美国密雪根大学医科，性慈祥，治事有毅力。主后一八八九年受美国基督教浸礼差会之命，挈眷来华，任宁波大美浸会医院医士职。先生即本基督牺牲精神，殚心服务，日夜奔走于城乡各地。又以一手一足之烈，不遑应接，出其所学，广为陶育，今日由先生之手植而以医业擅名于甬地者不下数十人，诚亦先生之心血也。又见其时医院限于经费不克发展，遂于一九〇二至一九一五年兼任浙海关关医俸金所入，悉数捐助，地方人士闻风兴起，输将恐后，院务大振，由是易其名为华美医院，以示与华人合作也。

一九一九年至一九二四年疫疠盛行，死亡枕藉，贫病者每致坐毙。先生悯之，先后在城乡筹设防疫医院，仆仆救治活人无算，甬人皆额手称庆焉。

一九二〇年为先生六十诞辰，屈指来华盖三十周矣，当地耆绅张让三先生等醵金寿先生，先生即移其金数千充医院经常费，而方浚年先生等并为筹爱克司光镜之费，[一]以为先生来华三十周之纪念。

一九二二年会稽道尹黄公涵之据实呈请，前黎大总统颁给三等嘉禾章以彰丕绩。然先生不以本院苟美为足，孳孳焉日以扩充院舍为其职志。一九二三年先生遂有新建设之规划，宏模巨构，预计需数十万金。其时灾歉奇重，民不聊生，捐募前途，良多困难。然先生能出以至诚，持以毅力，跋涉数万里，经营数寒暑，镍而不舍，金石为开，理想中之新建设至今日而竟成事实，懿欤盛矣。惜本院轮奂重新之日，正先生鞠躬尽瘁之时，[二]此则本院所引为遗憾者。

先生生于一八六一年，卒于一九二七年，享寿六十有六。综先生行谊，诚无愧为一忠实基督徒一生，[三]以基督为模范，[四]故能刻苦自励，博施济众，新院告成，前勋可念，谨勒数语，以告来兹。

中华民国十九年、主后一九三〇年四月三日华美医院谨立，鄞县章师濂谨书。[五]

【说明】此碑现存于宁波市第二医院"华美苑"一楼院史博物馆，中华民国十九年编印《宁波华美医院征信录》亦收入此碑文底稿。上文以现存碑释文，并将上述《宁波华美医院征信录》所收碑文底稿校记之，以供参考。《宁波华美医院征信录》，中华民国十九年三月，宁波市档案馆，编号：306-1-6。

【校 记】

〔一〕"并",《宁波华美医院征信录》所收碑文底稿未见。

〔二〕"尽",《宁波华美医院征信录》所收碑文底稿作"画",误。

〔三〕第一个"一",《宁波华美医院征信录》所收碑文底稿无。

〔四〕"模范",《宁波华美医院征信录》所收碑文底稿作"范模"。

〔五〕"鄞县章师濂谨书",《宁波华美医院征信录》所收碑文底稿无,此处钤印一方,印文为"章师濂印"。

华美医院职员组影（1930）

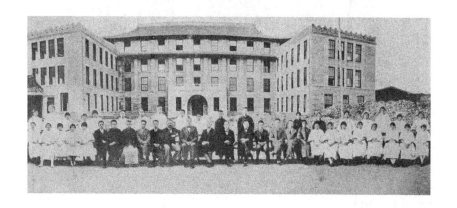

【图释与说明】

（一）此照片摄于医院新院前。

（二）此照片正下方题"本院全体职员摄影"。

（三）此照片前排左起，第九位是马友芳，第十位是洪约翰，第十一位是任莘耕，第十二位是汤默思，第十四位是丁立成，第十五位是刘贤良。后排左起，第二位是韩碧玲。

（四）1930 年 4 月 3 日医院举行新院落成礼，除了立《华美医院历史》《宁波华美医院建筑新院扩充设备募捐经过状况》《故院长兰雅谷先生劳绩纪念碑》三碑外，是日前后也拍摄多组照片，并刊载于《宁波华美医院征信录》以资纪念。目前所见相关同期医院照片或是新院落成礼前后所摄，下同，不另说明。

（五）刊载于《宁波华美医院征信录》，中华民国十九年三月，宁波市档案馆，编号：306-1-6。

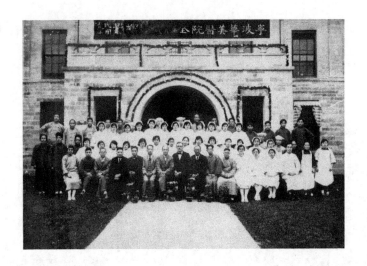

【图释与说明】

（一）此照片摄于医院新院拱形门前。

（二）此照片正上方题"宁波华美医院全体职员摄影（民国十九年）"。

（三）此照片前排左起，第一位是董秀云，第四位是刘贤良，第五位是马友芳，第六位是洪约翰，第七位是丁立成，第八位是汤默思，第九位是任莘根，第十二位是韩碧玲，第十三位是王美德。

（四）刊载于宁波市第二医院编著《世纪华美　厚德鼎新——宁波市第二医院建院170周年纪念》，第48页，将此照片系于1920年，误。

华美医院新院大门正面组影

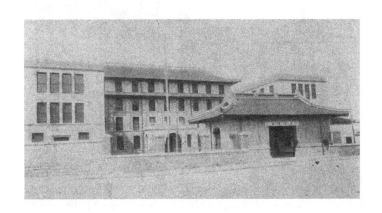

【图释与说明】

（一）此照片正下方题"本院正面摄影"。

（二）此照片见新院大门上有"华美医院"四个大字。

（三）刊载于《宁波华美医院征信录》，中华民国十九年三月，宁波市档案馆，编号：306-1-6；以题"宁波华美医院正面摄影"刊载于《宁波旅沪同乡会月刊》1931 年第 93 期。

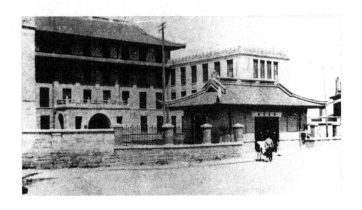

【说明】此照片现藏于宁波市第二医院档案室。

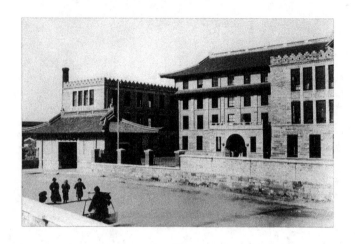

【说明】此照片由鲍尔禄外孙女 Judith M. Sondheimer 提供，刊载于宁波市第二医院编著《世纪华美　厚德鼎新——宁波市第二医院建院 170 周年纪念》，第 30 页。

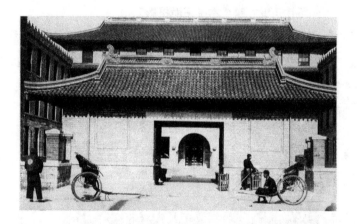

【说明】此照片由鲍尔禄外孙女 Judith M. Sondheimer 提供，刊载于 Margaret Thomas Beal, Barbara Thomas Jones, Harold Thomas, Jr. & Mary Rushit Thomas ed., *A History of the Hwa Mei Hospital 1843—1950*, unpublished dissertation, 1998; Revised 2015, Appendix I-1；宁波市第二医

院编著《世纪华美　厚德鼎新——宁波市第二医院建院 170 周年纪念》，第
30 页。

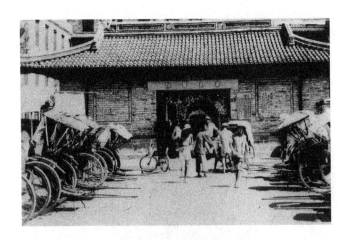

【说 明】刊载于哲夫编著《宁波旧影》，宁波：宁波出版社，2004 年，第
62 页。

楼恂如先生玉照并赞

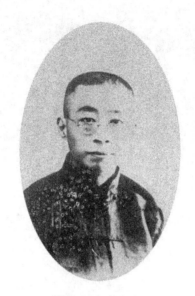

楼恂如先生玉照

　　本院近蒙楼恂如先生捐赠新式骨科机床一架，计银一千二百五十元，对于骨科手术方面极感便利，而于病人方面实惠尤多。具仰先生慈善为怀，痌瘝在抱，本院受赐之余，莫名感佩，敬志数言，以扬盛德，而留纪念。上图为先生最近玉照，下图即为此项机床实地使用时之情形也。

　　中华民国十八年十一月华钝任莘耕谨志

【说明】刊载于《宁波华美医院征信录》，中华民国十九年三月，宁波市档案馆，编号：306-1-6。

华美医院骨科机床摄影

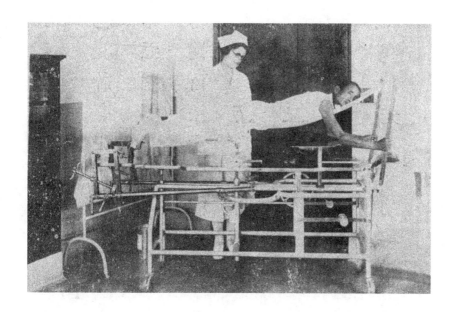

【图释与说明】

（一）此照片正下方题"本院骨科机床摄影"。

（二）此照片所见护士系王美德。

（三）刊载于《宁波华美医院征信录》，中华民国十九年三月，宁波市档案馆，编号：306-1-6。

华美医院自动电话总机摄影

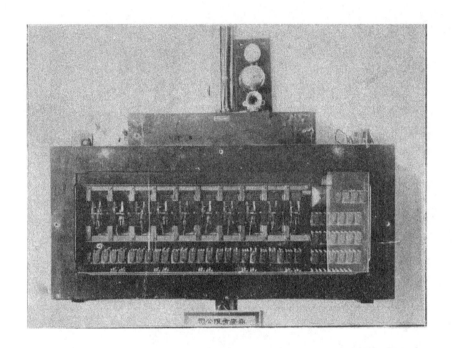

　　此本院自动电话总机，计有分机二十五号，不必用人转接，可任意互向通话，总计美金九百七十二元八角四分，完全由徐庆云先生募助。

【图释与说明】

　　（一）此照片见电话总机下方挂有标牌，见有"永安有限公司"六字。

　　（二）刊载于《宁波华美医院征信录》，中华民国十九年三月，宁波市档案馆，编号：306-1-6。

华美医院新院募建之经过

（任莘耕）

本院募建新院之议倡，始于民国十二年兰公雅谷长本院之时。民国十一年在美国募得二万三千元。蒙会稽道尹黄涵之先生为介，向宁波效实学会购得北门内基地十三亩零，[一] 而新院之基础定，建筑新院之规划始矣。十二年七月兰故院长发起募捐，当募捐之始，莘耕随从其后，奔走南北。蒙甬地耆绅张让三先生及旅沪宁波同乡会广为介绍于各地，当道始由甬而沪而杭，继而由宁垣以达津京。当时杭之卢子嘉、张暄初，宁之韩紫石，津之黎前总统、方药雨、李组才，京之孙慕韩、王儒堂、李赞侯诸先生均极力襄助，踊跃输将，不期年而认募之数近十万，与原定之额相去无几。嗣于十三年冬，继续劝募至十六年夏，计先后捐得之款已达十三万余金。的款有着，乃始鸠工建筑，于十五年兴工，惜乎大功垂成之日，正兰公尽瘁之时，竟于是年冬，弃我辈而长逝。莘耕等念先师之遗志，益觉责任之重大，含辛茹苦，奋勇直前，至十七年，始全部竣工，计所需达十万有奇，而捐得之款告罄矣。十七年秋为购备内部一切之设施，再作第二次之筹募，终亦达原定一万元之目标。今新院得伟然矗立，追溯前功，不得不馨香拜谢于诸大善士，急公好义之热忱，有以成之也。兹当敝院编辑征信录，爰将捐募之经过，略缀如右，倘亦关心敝院者所乐闻欤。

【校记与考释】

[一]"十三亩零"，非确数，据本书1923年档案《民国十二年（1923）效实学会与华美医院立永远实卖基地连屋契》，是年1月华美医院购得效实学会北门内校基一方，量计"十一亩七分六厘正"。

【说明】刊载于《宁波华美医院征信录》，中华民国十九年三月，宁波市档案馆，编号：306-1-6。

新院建筑费收入项下

计开：

吴荫庭君，助洋五千元；李光启君，助洋一千元；效实学会，助洋五千元；方丛桂轩，助洋一千元；无名氏翁，助洋五千元；袁履登君，助洋一千元；周宗良君，助洋四千元；姜炳生君，助洋一千元；万国体育会，助洋三千元；吴麟书君（黄涵之君经募），助洋一千元；孙梅堂君，助洋二千五百元；赵晋卿君，助洋一千元；方药雨君，助募洋二千元；秦珍荪君，助洋一千元；无名氏叶，助洋二千元；王儒堂君，助洋一千元；卢子嘉君，助洋一千元；徐庆云君，助洋一千元；李赞侯君，助洋一千元；贺得霖君，助洋一千元；张延钟君，助洋一千元；叶葆青，助洋一千元；朱葆三君，助洋一千元；谢蘅窗君，助洋一千元；邬挺生君，助洋一千元；韩紫石君，助洋五百元；陈子埙君（尚有经募五百元列后），助洋一千元；虞洽卿君，助洋五百元；边文锦君（黄涵之君经募），助洋一千元；方安圃君（尚有三百元列后），助洋五百元；张天锡君，助洋八百元；王正康君（经募一千元列后），助洋五百元；余葆三君（尚有经募八百元列后），助洋七百元；张润津君，助洋五百元；宁波西北公会，助洋七百元；张寿房，助洋五百元；宁绍公司，助水脚减半数，助洋六百五十元；张效良君，助洋五百元；曹兰彬君，经募洋五百五十元；张组英君（尚有六百五十元列后），助洋五百元；袁巽初君，经募洋五百元；陈楚湘君，助洋五百元；倪倩如君，助洋五百元；项松茂君、五洲药房，合助洋五百元；严蕉铭君，助洋五百元；董占春君，助洋五百元；方寿房，助洋五百元；傅其霖君，助洋五百元；王佐禹君，助洋五百元；陈瑞海君，助洋五百元；吴佩纶君，助洋五百元；方保廉、包湘涛二君，助洋五百元；孙余生厂，助洋五百元；醒庐方，助洋五百元；沈鸿昭君，助洋五百元；戴畊莘君，助洋五百元；董杏生君，助洋五百元；新顺泰号，助洋五百元；王习甫君，助洋五百元；洪贤钫君，助洋五百元；钱新之君，助洋五百元；种德堂徐，助洋五百元；方爱吾庐，助洋五百元；严子均君，助洋五百元；裘黼臣君，助洋五百元；金廷荪君，助洋五百元；孙瑞甫君，助洋五百元；方半间庐（尚有五百元列后），助洋五百元；张朗斋君，助洋五百元；张继光君，助洋五百元；黄涵之君，助洋五百元；陈蓉馆君，经募洋四百元；刘鸿生君，助洋五百元；天童寺，助洋三百八十元；仁寿堂严，助洋五百元；苏寿田君，助洋三百五十元；洪沧亭君，助洋三百元；林斐成君，助洋二百五十元；无名氏周，助洋三百元；邬彬生君，助洋二百五十元；方安圃君，经募洋三百元；虞秉荣君，助洋二百元；孙蘅甫君，助洋三百元；邬志豪君，助洋二百元；谢仲笙君，助洋三百元；李祖荫君，助洋二百元；方哲民君，助洋三百元；李拙君，助洋二百元；陈子埙君，助洋三百元；陈廷奎君，助洋二百元；张瑞椿君，助洋三百元；俞益记（陈子埙君经募），助洋二百元；童梦云君，助洋二百五十元；顺泰木行（曹兰彬君经募），助洋二百元；邵尔康君，助洋二百五十元；孙传芳君，助洋二百元；周肇咏君，助洋二百五十元；蔡丕干君，助洋二百元；华成公司，助洋二百五十元；祁仍奚君，助洋二百元；翁葆甫君，助洋二百元；方新吾君，助洋一百五十元；叶仲恕君，助洋二百元；胡象美君，助洋一百五十元；李达卿君，助洋二百元；严子裕君，助洋一百五十元；陈艮初君，助洋二百元；陆筱舫君，助洋一百念（廿）元；文德堂沈，助洋二百元；方樵苓君，经募洋一百念（廿）元；黎元洪君，助洋二百元；邵生荣君，助洋一百〇五元；盛省傅君，助洋二百元；毛和源君，助洋一百元；周干房，助洋二百元；严孟繁君，助洋一百元；裘霞如君，助洋二百元；周炳文君，助洋一百元；何绍庭君，助洋二百元；上海商务印书馆，助洋一百元；冯玉祥君，助洋二百元；卢老太太，助洋一百元；卢华庭君，经募洋二百元；吴雨亭君，助洋一百元；徐博泉君，助洋二百元；徐永炎君，助洋一百元；董君（蛋业），助洋一百念（廿）元；毛鲁卿君，助洋一百元；严蓉卿君，助洋一百元；陈淮钟君，助洋一百元；舒文耀君，助洋一百元；鲍咸昌君，助洋一百元；

楼其梁君，助洋一百元；夏鲍太太，助洋一百元；高子埙君，助洋一百元；邹友铭君，助洋一百元；励忻宝君，助洋一百元；丁忠茂君，助洋一百元；陈均侯君，助洋一百元；卧月居李，助洋一百元；洪雁宾君，助洋一百元；张逸云君，助洋一百元；余安官君，助洋一百元；石运干君，助洋一百元；岑延康君，助洋一百元；王烈高君，助洋一百元；林渭舟君，助洋一百元；陈松源君，助洋一百元；俞福谦君，助洋一百元；王大黻君，助洋一百元；王海帆君，助洋一百元；陈庆瑞君，助洋一百元；朱旭昌君，助洋一百元；胡文甫君，助洋一百元；钱筱宝君，助洋一百元；刘宝裕君，助洋一百元；上海中英药房，助洋一百元；尹贸治君，助洋一百元；方式如君（指定修井），助洋一百元；张梅岭女士，助洋一百元；林承欢君，助洋一百元；王幼三师母，助洋一百元；张安芳君，助洋一百元；孙祚型君，经募洋一百元；盛松琴君，助洋一百元；陈寿衡君，助洋一百元；蔡仁立房，助洋一百元；徐渭源君，助洋一百元；陈天寿君，助洋八十元；袁梅记，助洋一百元；上海科发药房，助洋七十五元；何德文君，助洋六十元；王才运君（余华龙君经募），助洋五十元；赵春华君，助洋五十元；陈祥麟君，经募洋五十元；刘予醒君，助洋五十元；郑霖祥君，助洋五十元；董梅生君（马友芳君经募），助洋五十元；杨河清君，经募洋五十元；顾元琛君，助洋五十元；祁张梅峰女士，助洋五十元；杜厚裁君，助洋五十元；陈斌奎君，助洋五十元；张保庆君，助洋五十元；卓宝亭君，助洋五十元；洪益珊君，助洋五十元；上海集成药房，助洋五十元；楼复来君，助洋五十元；陈次平君，助洋五十元；王少云君，助洋五十元；邱宝赍君，助洋五十元；徐和梅君，助洋五十元；周开文君，助洋五十元；徐虎臣君，助洋五十元；何元增君，助洋念（廿）元；乐滋生君，助洋四十元；杨渭泉君，助洋念（廿）元；善记，助洋四十元；董瑞震君，助洋念（廿）元，金吉夫君，助洋三十元；章裕卿君，助洋念（廿）元；张九龄君，助洋三十元；上海华英药房，助洋念（廿）元；洪元祖君，助洋三十元；阮渭泾君，助洋十五元；张嘉惠君，助洋念（廿）五元；源泰号，助洋十元；余显恩君，助洋念（廿）元；屠介澄君，助洋十元；李汉一君，助洋念（廿）元；屠韵记，助洋十元；戎云土君，助洋念（廿）元；俞嘉福君，助洋十元；徐味青君，助洋念（廿）元；王世恩君，助洋十元；杨炳仁君，助洋十元。

孙宝琦君经募洋一千四百五十元：国务院，洋二百元，财政部，洋二百元；税务处，洋一百元；海军部，洋一百元；交通部，洋一百元；司法部，洋一百元；外交部，洋一百元；教育部，洋一百元；孙宝琦君，洋一百元；财政总理会，洋一百元；陆锦君，洋一百元；陈克君，洋一百元；蔡经治堂，洋五十元。

王正康君经募洋一千元：瑞昌顺号，洋四百元；瑞新顺号，洋四百元；王立房，洋二百元。

方液仙君经募洋一千元：恒祥庄，洋一百元；承裕庄，洋一百元；安康庄，洋一百元；赓裕庄，洋一百元；安裕庄，洋一百元；盛筱珊君，洋一百元；方孟房，洋一百元；谢韬甫君，洋五十元；无名氏，洋五十元；槐荫书屋，洋五十元；方惠和，洋五十元；方萃和，洋五十元；王仲书君，洋念（廿）元；杨太太，洋十元；盛善惠君，洋十元；吴熊祥君，洋十元。

余葆三君经募八百元：陈舜卿君，洋一百元；陈笙舲君，洋一百元；顾吉生君，洋五十元；李志荣君，洋五十元；敦裕号，洋五十元；大丰号，洋五十元；勤余总会，洋五十元；双盛泰号，洋三十元；裕兴祥号，洋三十元；共济堂，洋念（廿）五元；甡昌号，洋念（廿）五元；瑞记号，洋念（廿）五元；仁和永，洋念（廿）元；政合永，洋念（廿）元；成吉祥，洋念（廿）元；永丰利，洋念（廿）元；永来盛，洋念（廿）元；协顺昌，洋念（廿）元；瑞蚨祥，洋念（廿）元；聚生东，洋念（廿）元；李子良君，洋念（廿）元；王馨舫君，洋十元；益顺盛号，洋念（廿）五元。

王桂林君经募洋八百元：陆也君，洋四百九十元；陆信章君，洋五十元；陆秉璋君，洋五十元；童祥高君，洋二十元；沈建源君，洋二十元；吴九源君，洋二十元；洪福奎君，洋二十元；张根荣君，洋十五元；陈厚生君，洋十五元；沈根财君，洋十五元；陈锡根君，洋十五元；王金官君，洋十元；汪万善君，洋十元；王金生君，洋十元；唐阿康君，洋十元；唐正生君，洋十元；杨仁增君，洋十元；洪元芳君，洋十元。

钱中卿君经募洋六百十元：钱中卿君，洋一百元；元昌号，洋一百元；翁晋瑞君，洋一百元；徐炳辉君，洋一百元；韩芸根君，洋五十元；李九梅君，洋五十元；黄元芳君，洋念（廿）元；明华银行，洋十元；金君堂君，洋十元；俞佐庭君，洋十元；瑞昌泰号，洋十元；蔡茂生，洋十元；蔡成生，洋十元；同新和，洋十元；永顺祥，洋十元；信大生记，洋五元；戴万茂号，洋五元。

乐振葆君经募洋五百元：泰昌木器公司，洋二百元；赵吉记，洋二百元；乐振葆君，洋一百元。

乐甬生君经募洋五百元：乐甬生君，洋二百五十元；梁文臣君，洋五十元；顾锡铭君，洋五十元；贺师鉴君，洋三十元；郭纬房，洋念（廿）元；俞福藩君，洋念（廿）元；傅楚生君，洋念（廿）元；屠骏兴君，洋念（廿）元；林国瑞君，洋念（廿）元；梁葆青君，洋十元；梁樵青君，洋十元。

何葆龄君经募洋五百元：何葆龄君，洋一百八十元；元昌成号，洋一百元；信裕庄，洋一百元；同泰庄，洋一百元；王荣卿君，洋念（廿）元。

方稼荪君经募洋五百元：方稼荪君，洋三百元；盛嵩观君，洋一百元；元盛永，洋一百元。

孔颂馨君经募洋五百元：孔颂馨君，洋五十元；金城银行，洋五十元；中南银行，洋五十元；丰大号，洋五十元；无名氏，洋四十三元；施耀卿君，洋念（廿）元；春华茂号，洋念（廿）元；张文焕君，洋十元；孙铁卿君，洋十元；润亨公司，洋十元；益新公司，洋十元；俞子毅君，洋十元；汤再如君，洋十元；大成号，洋十元；修德堂叶，洋十元；王正茹君，洋五元；承康号，洋五元；任仲琅君，洋五元；陈玺月君，洋五元；吴继香君，洋五元；敦义号，洋五元；宏源号，洋五元；尹韵笙君，洋五元；聚源号，洋五元；富谓元君，洋五元；莫杏林君，洋五元；裘良圭君，洋五元；久裕公司，洋五元；敦昌号，洋五元；东方公司，洋五元；信富号，洋五元；桐盛号，洋五元；义成银号，洋五元；天津兴业银行，洋五元；大利银号，洋五元；大通银号，洋五元；志远银号，洋五元；义丰银号，洋五元；新樵银号，洋五元；山东工商银行，洋五元；余大昌银号，洋五元；华北银号，洋五元；胡组安君，洋二元。

邬谟昌经募洋四百元：孙廷辉君，洋一百五十元；郑安坤君，洋五十元；陶桂林君，洋三十元；邬天房，洋三十元；忻士卿君，洋二十元；徐会成君，洋二十元；王枭荪君，洋二十元；张芸斋君，洋十元；吴文华君，洋十元；张宗尧君，洋十元；贾芝祥君，洋十元；安信记，洋十元；陈信根君，洋十元；陈向诚君，洋十元；柴德钦君，洋五元；日新祥，洋五元。

朱吟江君经募洋三百元：袁宗耀君，洋一百元；久记木行，洋一百元；朱吟江君，洋一百元。

曹云祥君经募洋二百五十一元：曹云祥君，洋六十元；周永德君，洋五十元；王国维君，洋五十元；虞振镛君，洋十五元；张恺臣君，洋十元；李子云君，洋十元；蔡竞平君，洋五元；卫士生君，洋五元；蒋复璁君，洋五元；朱洪君，洋五元；李广诚君，洋五元；宋春舫君，洋五元；朱大年君，洋三元；朱君毅君，洋三元；陈达君，洋三元；孙仲宽君，洋三元；宋自清君，洋二元；刘廷藩君，洋二元；胡鲁声君，洋二元；邱德培君，洋二元；樊季清君，洋一元；杨希灵君，洋一元；樊欣臣君，洋一元；钱崇成君，洋一元；吴惟焯君，洋一元；赵万里君，洋一元；赵宗尧君，洋一元。

章林生君经募洋二百五十元：上海大陆药房，洋一百元；如生笋厂，洋五十元；章林生君，洋三十五元；俞竹廷君，洋念（廿）五元；葛星南君，洋念（廿）五元；陈时新君，洋五元；叶芹生君，洋五元；郑懋仁君，洋五元。

郑植生君经募洋二百五十元：黄浩川君，洋五十元；郑植生君，洋二十五元；宁绍转运公司，洋念（廿）五元；王浙声君，洋念（廿）元；经伯萱君，洋念（廿）元；郑赛英女士，洋十五元；越利转运公司，洋十元；田时霖君，洋十元；赵昌氏，洋十元；继志堂盛，洋十元；朱舜荪君，洋六元；蒋梦花书屋，洋五元；杨汀卿君，洋五元；郑筱宝君，洋五元；余鼎三君，洋五元；升大钱庄，洋五元；叶友松君，洋五元；余姚电灯公司，洋五元；魏立本堂，洋五元；郭启民君，洋五元；王民皡君，洋二元；普文明，二元。

濮卓云君经募洋二百元：上海华商电气公司，洋一百元；濮卓云君，洋五十元；赵明甫君，洋三十元；郑保三君，洋念（廿）元。

林蔚文君经募洋二百元：岱山五属公廒，洋念（廿）元；林蔚文君，洋十九元；五属公廒，洋十二元；余济廒，洋六元；钮梓清君，洋六元；郑廷榆君，洋六元；叶秉范君，洋六元；张希周君，洋六元；高育轩君，洋五元；岱山公茂盐廒，洋五元；岱山运驳公所，洋五元；北莆鱼盐公所，洋五元；公益廒各蓬，洋四元；张源太廒，洋四元；公兴盐廒，洋四元；宁属公廒，洋四元；浙东廒各蓬，洋四元；余济廒，洋四元；王顺廒，洋四元；浙东公廒，洋四元；公盛廒，洋四元；薛少尊君，洋四元；黄浩南君，洋三元；陈仲实君，洋三元；蓝田玙君，洋三元；董果庭君，洋三元；杨竹篴君，洋三元；刘章甫君，洋三元；周家桢君，洋二元；姚养女君，洋二元；赵剑南君，洋二元；隐居氏，洋二元；夏耀宣君，洋二元；姚养才君，洋二元；王颂升君，洋二元；张彦士君，洋二元；戴健氏君，洋二元；章少仪君，洋二元；林虞臣君，洋二元；钱江君，洋二元；余志善君，洋二元；沈蔼如君，洋二元；郑维藩君，洋二元；俞吉人君，洋二元；鱼丰公所，洋二元；李衷林君，洋二元；郑崇德、郑学钰君，洋一元；王锡君，洋一元；钱廷元君，洋一元；张新连、张学曾君，洋一元；钱国珍君，洋一元。

吴熊渭君经募洋一百五十五元：北平晋和祥，洋五十元；吴熊渭君，洋五十元；黄以纮君，洋十元；北京永泰和烟草公司，洋十元；徐昆山君，洋五元；叶祝堂君，洋五元；郑丽山君，洋五元；郑捷光君，洋五元；吴太太，洋四元；张福康太太，洋二元；李仁霖君，洋二元；罗伯颖君，洋二元；陈金樵君，洋一元；邓棣朋君，洋一元；卢溢墀君，洋一元；郭景云君，洋一元；郑梅孙君，洋一元。

姜证禅君经募洋一百五十元：钱雨岚君，洋一百元；张云江君，洋五十元。

　　马友芳君经募洋六十元：陈禹文君，洋十五元；马友芳君，洋十一元；赵良佐君，洋十元；马申昌号，洋五元；应章炳君，洋五元；刘寿生君，洋五元；史良甫君，洋五元；杨文传君，洋四元。

　　周汝南君经募洋一百零四元：董景安君，洋念（廿）四元；王勇房，洋十元；沈载琛君，洋十元；斋其枢君，洋六元；许厚之君，洋五元；丁七房，洋五元；陈岐贵君，洋五元；新学会社，洋五元；俞明德君，洋三元；无名氏，洋三元；胡风房，洋三元；董景安师母，洋二元；沈春茂君，洋二元；沈富高君，洋二元；顾溥森君，洋二元；阜泰号，洋二元；李友兰君，洋二元；谢发章君，洋二元；黄才福君，洋二元；周香林君，洋二元；吴师母，洋一元；尹竹君，洋一元；黄凤英君，洋一元；曹孝英君，洋一元；方理琴君，洋一元；谢本仁君，洋一元；鲍哲庵君，洋半元；徐祖鋬君，洋半元。

　　王国海经募洋一百元：干永净女士，洋五十元；王恕房，洋五十元。

　　李庆龄经募洋一百元：洋货公所同业，洋一百元。

　　陈子翔君经募洋七十元：聚兴成号，洋十五元；严逸文君，洋十元；许良灏君，洋十元；无名氏，洋十元；沙咏谵君，洋五元；周耀南君，洋五元；朱承恩君，洋五元；天津中央药房，洋五元；涵庐，洋五元。

　　邬光道君经募洋六十一元：马昌良君，洋十元；徐太太，洋十元；全良甫君，洋五元；陈才棠君，洋五元；李孝勋君，洋四元；邵鞠隐氏，洋二元；曹文林君，洋二元；萧元恩君，洋二元；邬光道君，洋二元，方亚光君，洋二元；陈悦道君，洋二元；谭师母，洋二元；张宏祖君，洋二元；施秉璋君，洋二元；大陈师母，洋一元；徐氏，洋一元；乐俊铨君，洋一元；李长生君，洋一元；陆凤岗君，洋一元；朱淇园君，洋一元；高仲卿君，洋一元；邬静娴女士，洋一元；邬时俊君，洋一元。

　　叶守卿君经募洋六十元：童梦槐君，洋十元；史如钧君，洋五元；叶守卿君，洋五元；姚宝荣君，洋二元；章志道君，洋二元；无名氏，洋二元；刘子长君，洋一元；陈观塘君，洋一元；周玉书君，洋一元；袁栢清君，洋一元；朱松卿君，洋一元；邵全甫君，洋一元；叶仲垣君，洋一元；郑蓉棠君，洋一元；黎玉如君，洋一元；阮盛荪君，洋一元；董安甫君，洋一元；翁志刚君，洋一元；孙绍棠君，洋一元；庞邦彦君，洋一元；福源长，洋一元；彭德生君，洋一元；正大诚，洋一元；益兴长君，洋一元；聚义长，洋一元；夏其振君，洋一元；孔惠卿君，洋一元；张寅康君，洋一元；罗兆春君，洋一元；董锦生君，洋一元；川产公司，洋一元；同和荣，洋一元；张宏文君，洋一元；天福同，洋一元；叶廷纶君，洋一元；胡启斌君，洋一元；杨松卿君，洋一元；立丰报行，洋一元；童炳甫君，洋一元；乌啸卧君，洋一元。

屠开泰经募洋四十二元：屠开泰君，洋念（廿）五元；柴友生君，洋十元；黄绍封君，洋五元；张宗良君，洋一元；李仰辉君，洋一元。

北京协和医院施女士经募洋三十元：石女士，洋五元；施太太，洋三元三角；刘吴卓生女士，洋三元；徐太太，洋二元；杨锡璋君，洋一元；任彩月女士，洋一元；马丽娟女士，洋一元；刘志芳君，洋一元；黄丽贞女士，洋一元；许慎征君，洋一元；龙乘云君，洋一元；任女士，洋一元；黄女士，洋一元；李女士，洋一元；余太太，洋一元；郑孝伯君，洋一元；刘太太，洋一元；王女士，洋一元；李益凤、赵华珍合助，洋一元；吴太太，洋一元；张、俞、李女士，洋七角。

以上至十八年十二月底，上计共洋十万零九千八百念（廿）九元一角五分。

注意：上列各捐款，除大多数为个人捐助外，间有认募诸君，因为时过久，或有捐册遗失，未曾缴还本院者，致详细捐户芳名无从探悉，不能一一列入。兹除将捐册缴还本院之认募诸君将详细捐户芳名开列外，所有捐册遗失未曾缴还诸君只写认募者之姓名，不列其他捐户芳名，惟于姓名下不写助，而写经募二字以志识别，特此附告。

【说明】刊载于《宁波华美医院征信录》，中华民国十九年三月，宁波市档案馆，编号：306-1-6。

华美医院普通病室组影

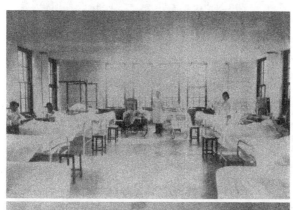

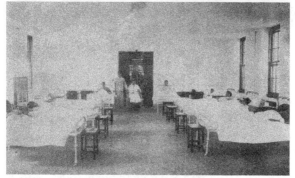

【说 明】

（一）此两张照片正下方分别题"普通病室一""普通病室一"。

（二）刊载于《宁波华美医院征信录》，中华民国十九年三月，宁波市档案馆，编号：306-1-6。

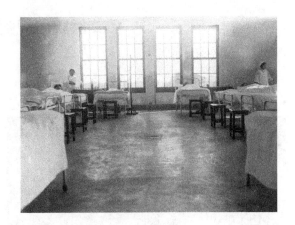

【图释与说明】

（一）此照片左侧人物系董秀云。

（二）此照片由鲍尔禄外孙女 Judith M. Sondheimer 提供，刊载于宁波市第二医院编著《世纪华美　厚德鼎新——宁波市第二医院建院 170 周年纪念》，第 33 页。

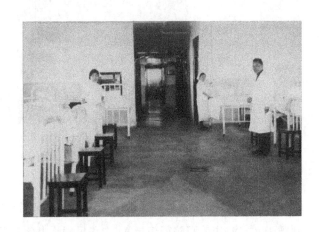

【图释与说明】

（一）此照片左侧人物系聂夔君，右侧人物系马友芳。

（二）刊载于宁波市第二医院编著《世纪华美　厚德鼎新——宁波市第二医院建院 170 周年纪念》，第 33 页。

华美医院炉子间摄影

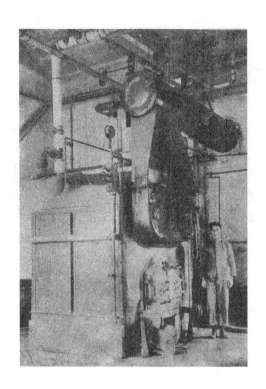

【说明】

（一）此照片正下方题"炉子间"。

（二）刊载于《宁波华美医院征信录》，中华民国十九年三月，宁波市档案馆，编号：306-1-6。

华美医院化验室组影

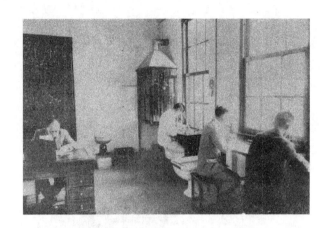

【说明】

（一）此照片正下方题"化验室一"。

（二）刊载于《宁波华美医院征信录》，中华民国十九年三月，宁波市档案馆，编号：306-1-6。

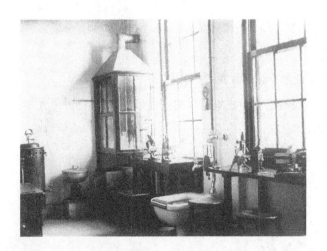

【图释与说明】

（一）据照片内容，其与上述化验室内景一致，故其与上述照片或摄于同期。

（二）此照片由鲍尔禄外孙女 Judith M. Sondheimer 提供，刊载于宁波市第二医院编著《世纪华美　厚德鼎新——宁波市第二医院建院 170 周年纪念》，第 35 页。

华美医院杀菌室摄影

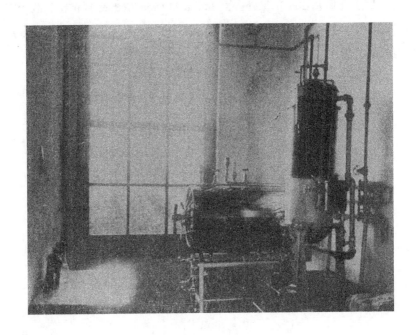

【说明】

（一）此照片正下方题"杀菌室"。

（二）刊载于《宁波华美医院征信录》，中华民国十九年三月，宁波市档案馆，编号：306-1-6。

华美医院电动机摄影

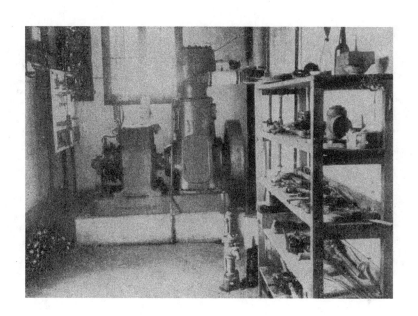

【说明】

（一）此照片正下方题"电动机"。

（二）刊载于《宁波华美医院征信录》，中华民国十九年三月，宁波市档案馆，编号：306-1-6。

华美医院护士摄影

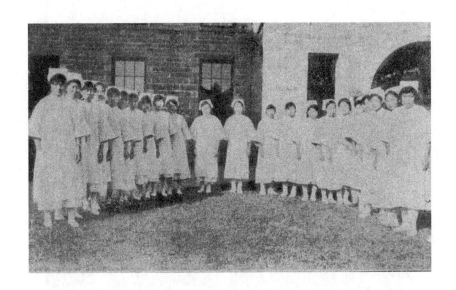

【图释与说明】

（一）此照片摄于医院新院拱形门前。

（二）此照片正下方题"女护士摄影之一"。

（三）刊载于《宁波华美医院征信录》，中华民国十九年三月，宁波市档案馆，编号：306-1-6。

华美医院护士教授室摄影

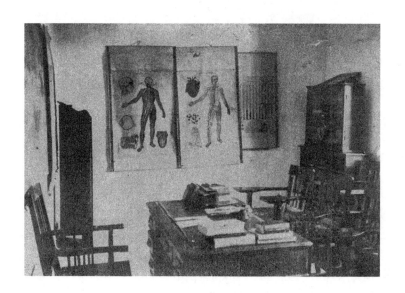

【说明】

（一）此照片正下方题"护士教授室"。

（二）刊载于《宁波华美医院征信录》，中华民国十九年三月，宁波市档案馆，编号：306-1-6。

华美医院生化实验室组影

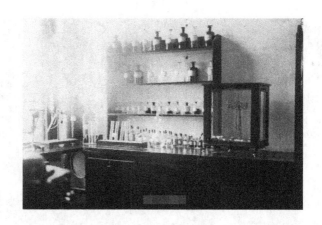

【说 明】刊载于宁波市第二医院编著《世纪华美 厚德鼎新——宁波市第二医院建院 170 周年纪念》，第 34 页。

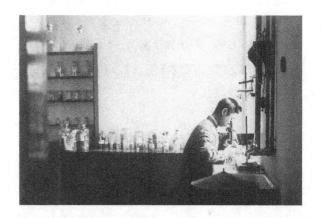

【说 明】此照片由鲍尔禄外孙女 Judith M. Sondheimer 提供，刊载于宁波市第二医院编著《世纪华美 厚德鼎新——宁波市第二医院建院 170 周年纪念》，第 69 页。

华美医院爱克司光镜组影

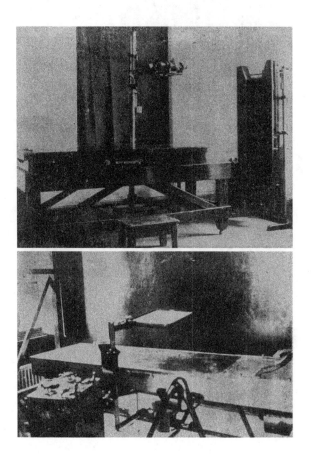

【说明】

（一）此两张照片正下方分别题"爱克司光镜之一""爱克司光镜之二"。

（二）刊载于《宁波华美医院征信录》，中华民国十九年三月，宁波市档案馆，编号：306-1-6。

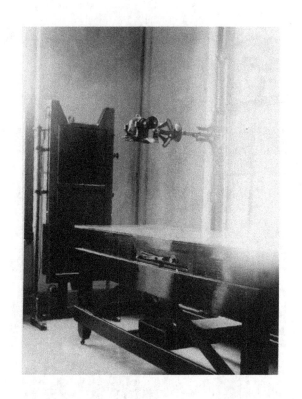

【图释与说明】

（一）据照片内容，其与上述爱克司光镜一致，故其与上述照片或摄于同期。

（二）此照片由鲍尔禄外孙女 Judith M. Sondheimer 提供，刊载于宁波市第二医院编著《世纪华美　厚德鼎新——宁波市第二医院建院 170 周年纪念》，第 43 页。

华美医院手术室组影

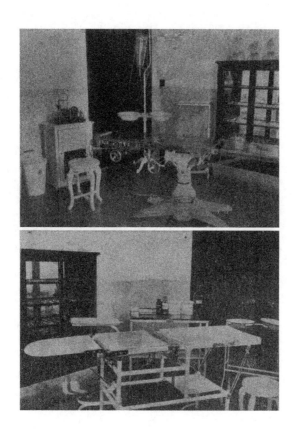

【说明】

（一）此两张照片正下方分别题"手术室一""手术室二"。

（二）刊载于《宁波华美医院征信录》，中华民国十九年三月，宁波市档案馆，编号：306-1-6。

华美医院包房间组影

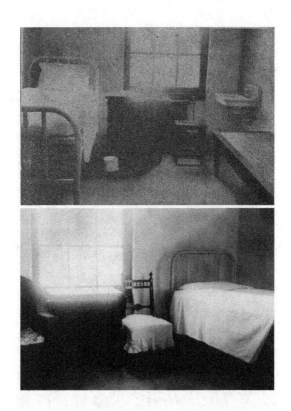

【说明】

（一）此两张照片正下方分别题"包房间一""包房间二"。

（二）刊载于《宁波华美医院征信录》，中华民国十九年三月，宁波市档案馆，编号：306-1-6。

（三）上述《包房间二》原版由鲍尔禄外孙女 Judith M. Sondheimer 提供，刊载于宁波市第二医院编著《世纪华美　厚德鼎新——宁波市第二医院建院 170 周年纪念》，第 34 页。

华美医院新院内小教堂摄影

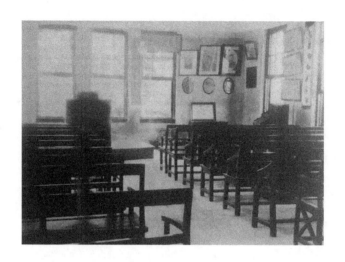

【图释与说明】

（一）此照片系小教堂内景，位于新院西翼二楼，一楼系门诊部。

（二）此照片见小教堂正前方墙上挂有照片，自左起依次是兰雅谷、玛高温、白保罗正面免冠半身照。

（三）刊载于 Margaret Thomas Beal, Barbara Thomas Jones, Harold Thomas, Jr. & Mary Rushit Thomas ed., *A History of the Hwa Mei Hospital 1843–1950*, unpublished dissertation, Revised 2015.

华美医院新院东翼第三层屋顶平台摄影

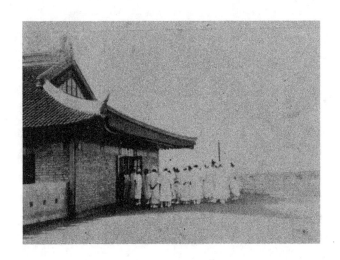

【说明】

（一）此照片正下方题"屋顶平台之一"。

（二）刊载于《宁波华美医院征信录》，中华民国十九年三月，宁波市档案馆，编号：306-1-6。

华美医院新院大门反面组影

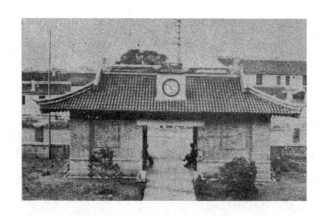

【说 明】

（一）此照片正下方题"大门反面摄影"。

（二）刊载于《宁波华美医院征信录》，中华民国十九年三月，宁波市档案馆，编号：306-1-6。

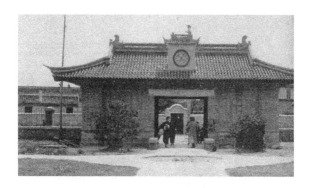

【说 明】此照片由小汤默思提供，刊载于宁波市第二医院编著《世纪华美　厚德鼎新——宁波市第二医院建院170周年纪念》，第31页。

华美医院新院内部组影

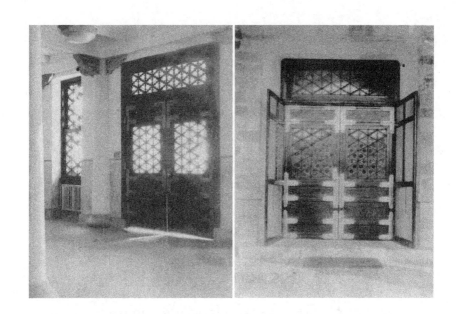

【说明】此两张照片由小汤默思提供。

宁波华美医院筹募设备经费办法

1. 目的：筹募总领计国币一万元，专为本院充作设备经费之用。

2. 组织：筹募方法分作四十组，每组担任二百五十元。

3. 期限：筹募期限自国民（民国）[一] 十七年六月一日起，至六月三十日止。

4. 酬赠：募捐酬赠条例详载捐册内。

5. 征信：各组缴款均由本院院务主任任莘耕签发收据为凭，应请特别注意。

中华民国十七年六月，宁波华美医院谨订。

【校 记】

［一］"国民"，误，据文义校作"民国"。

【说 明】刊载于《宁波华美医院征信录》，中华民国十九年三月，宁波市档案馆，编号：306-1-6。

新院设备费收入项下

计开：

楼恂如君经募洋一千二百五十元：敦厚堂，洋八百元；楼恂如君，洋四百五十元。

李祖赓君经募洋四百元：李赓记，洋二百元；徐秀记，洋五十元；朱志记，洋五十元；无名氏，洋五十元；久记，洋五十元。

陈春福君经募计洋二百五十一元：蒋仰虞君，洋念（廿）元；邹敏初君，洋念（廿）元；汪森泰君，洋十五元；高业骏君，洋十五元；王桐轩君，洋十元；柴云来君，洋十元；应永峯君，洋十元；周日昌君，洋十元；吕痴痴君，洋十元；新泰来，洋十元；协兴肠厂，洋十元；源顺号，洋十元；协记厂，洋十元；得生号，洋五元；陈孟伟君，洋五元；王生春君，洋五元；张剑鸿君，洋五元；王文奎君，洋五元；任耕龙君，洋五元；黄林庆君，洋五元；徐大钧君，洋五元；任昌甫君，洋五元；任品生君，洋五元；杨肇嘉君，洋五元；罗兼柔君，洋五元；王洪祥君，洋五元；徐坤一君，洋五元；李伟人君，洋五元；何世植君，洋三元；王文骅君，洋二元；钟廉甫君，洋二元；周顺宝君，洋二元；蓝琢如君，洋二元；李天助君，洋二元；饶道升君，洋二元；林润苏君，洋一元。

朱鸿源君经募洋二百五十元：裕丰亨申行，洋五十元；朱鸿源君，洋五十元；维益公，洋三十元；林桐卿君，洋三十元；裕丰亨甬号，洋念（廿）元；周和甫君，洋念（廿）元；王吉荣君，洋十元；陈祥櫄君，洋十元；张鹤年君，洋十元；汉口承裕行，洋十元；天福同号，洋十元。

郑仁业君经募洋二百五十元：郑仁业君，洋一百元；新北京轮船，洋五十元；叶滋生君，洋五十元；裕和公，洋念（廿）元；李文瑞君，洋十元；杜德生君，洋十元；胡水玉君，洋十元。

蔡酉生君经募洋二百五十元：四明电话公司，洋一百元；厉树雄君，洋五十元；刘嘉业堂，洋五十元；蔡酉生君，洋五十元。

翁继初君经募洋二百五十元：棉业中人，洋一百元；无名氏，洋四十元；同泰花庄，洋十元；丰泰花庄，洋十元；宝大花庄，洋十元；恒大花庄，洋十元；五昌花庄，洋十元；宏大号，洋十元；长源花庄，洋五元；顺祥花庄，洋五元；源丰花庄，洋五元；星号花庄，洋五元；通和花庄，洋五元；鸿兴花庄，洋五元；和丰宁庄，洋五元；益大花庄，洋五元；康记花庄，洋五元；聚昌花庄，洋五元。

周松寿君经募洋二百五十元：蛋业公所，洋三十元；无名氏，洋三十元；承余公司，洋三十元；源升庄，洋三十元；郑星炎君，洋念（廿）元；无名氏，洋念（廿）元；益慎勤记，洋念（廿）元；义和长，洋念（廿）元；敬兴吉，洋念（廿）元；裕丰协，洋念（廿）元；敬成元，洋十元。

刘瑞卿君经募洋二百五十元：方惠和行，洋五十元；方裕和号，洋五十元；刘瑞卿君，洋四十元；莲记启兴，洋二十元；何善发君，洋十元；金锡祥君，洋十元；翁增荣君，洋五元；陈而坼君，洋五元；李长生君，洋五元；周中五房，洋五元；无名氏，洋五元；慎祥庄，洋五元；慎昌庄，洋五元；陈传楚君，洋五元；费本立君，洋五元；姜子璜君，洋五元；周汝纶君，洋五元；慎裕庄，洋五元；无名氏，洋四元；陈文臣君，洋二元；欧阳爱侬，洋二元；王葆初君，洋二元。

陈如馨君经募洋二百五十元：姜成房，洋一百五十元；西北时疫医院，洋四十元；西郊公会，洋四十元；如生厂，洋念（廿）元。

郑其炳君经募洋二百六十五元：谢宝树堂，洋三十五；王翊庭君，洋五十元；无名氏，洋五十元；王良诚君，洋念（廿）元；凌梦泉君，洋三十元；周阿桂君，洋十五元；张炳坤君，洋十元；严元祥君，洋五元；洪彭龄君，洋五元；唐振新君，洋五元；张善昌君，洋五元；汤启永君，洋五元；周承宣君，洋五元；林庆桂君，洋五元；周谦君，洋五元；信和号，洋五元；郑祥兴号，洋五元；郑其炳君，洋五元。

荣德钧君经募洋一百八十元：荣德钧君，洋一百元；孔氏兄弟，洋念（廿）五元；赵守白君，洋十元；张庆祥君，洋五元；沈凤祥君，洋五元；马文耀君，洋五元；吴庆来君，洋五元；曹雨苍君，洋五君（元）；韩锡璋君，洋五元；张南华君，洋五元；陈志超君，洋五元；蒋慕良君，洋五元。

王正甫君经募洋一百五十元：荣昌祥号，洋念（廿）五元；王廉方君，洋十元；王文房，洋十元；永生祥号，洋十元；王正甫君，洋十元；王宏卿君，洋十元；董仲文君，洋五元；王扬卿君，洋十元；王浩富君，洋五元；王继陶君，洋五元；陈贤惠君，洋五元；张孝悌君，洋五元；周学孚君，洋五元；李连生君，洋五元；陈幼卿君，洋五元；董嘉祥君，洋五元；张生华君，洋二元；潘遵初君，洋四元；蒋本沅君，洋二元；孙永良君，洋二元；王辅庆君，洋二元；潘久香君，洋二元；谢连芳君，洋一元；邬烈祥君，洋二元；沈碧泉君，洋一元；姚启棠君，洋一元；王仁睦君，洋一元。

戚伟良君经募洋一百三十元：翁仲青君，洋一百元；范纯观君，洋念（廿）元；戴文模君，洋十元。

陈常泰君经洋一百念（廿）五元：英美烟公司，洋一百元；陈常泰君，洋念（廿）五元。

陈筱葆君经募洋一百念（廿）五元：屠留余堂，洋五十五元；陈筱葆君，洋念（廿）七元；麦德成君，洋十元；陈赉发君，洋五元；庞幸荪君，洋五元；鲍伯扬君，洋四元；刘章甫君，洋三元；董果庭君，洋二元；徐晴浦君，洋二元；蓝欣禾君，洋二元；臧不求君，洋一元；高韵涛君，洋一元；徐浦渔君，洋一元；陈仲杰君，洋一元；徐秋初君，洋一元；倪星吾君，洋一元；李衷林君，洋一元；钱选云君，洋一元；沈蔼如君，洋一元；冯之爽君，洋一元。

周宁甫君经募洋一百念（廿）五元：和丰公司，洋五十元；无名氏，洋念（廿）五元；胡盈荪君，洋十元；鼎崇兴号，洋十元；周骏声君，洋十元；胡宝源君，洋十元；建昌号，洋十元。

周汝佐君经募洋一百念（廿）五元：周汝佐君，洋六十七元；慎康庄，洋二十元；王云章君，洋十元；瑞茂行，洋五元；周老太太，洋五元；周沐卿君，洋五元；施恒舟君，洋五元；慎成庄，洋五元；周安如君，洋三元。

李桂卿君经募洋一百念（廿）五元：李桂卿君，洋六十七元；黄凤鸣君，洋十元；李诗卿君，洋十元；周甫才君，洋十元；刘同嘉君，洋十元；隐名氏，洋十元；美华公司，洋五元；协兴公司，洋三元。

沈遗香女士经募洋一百念（廿）元：史宗棠君，洋五十元；孙义植君，洋四十元；陈文卿女士，洋十元；何瑞国君，洋十元；屠凤韵女士，洋十元。

赵奎章君经募洋一百念（廿）元：赵奎章君，洋十五元；永亨洋行，洋十元；丁干康君，洋十元；沈增良君，洋十元；沈德源君，洋十元；周睦震君，洋七元；范士隆君，洋五元；徐佛金君，洋五元；朱文荪君，洋五元；沈星耿君，洋五元；顾少卿君，洋五元；郑晓东君，洋五元；朱邦久君，洋五元；丁美鹤君，洋五元；杜景星君，洋三元；张玉卿君，洋二元；邵子坚君，洋二元；周锦庠君，洋二元；乐安记，洋二元；戎光扬君，洋二元；两隐，洋二元；高新会君，洋二元；钱瑞甫君，洋一元。

陆瑞康君经募洋一百十元：慎和号，洋十元；松懋号，洋十元；高顺号，洋十元；仁成号，洋十元；姚元房，洋七元；周行栋君，洋五元；刘维章君，洋五元；王载康君，洋五元；裕顺号，洋五元；森顺号，洋五元；刘履绥君，洋五元；邬森记，洋五元；千丕恩君，洋五元；王纪才君，洋五元；张藻霞君，洋五元；教子初君，洋五元；新太和号，洋五元；王有土君，洋二元；李有根君，洋一元。

邬志坚君经募洋一百元：傅志鸿君，洋五十元；邬志坚君，洋五十元。

王瑞双君经募洋一百元：李星垣太太，洋念（廿）元；张太太，洋五元；陈宗尧君，洋十五元；Mr. S. Zimmerman，洋六十元。

蔡志阶君经募洋五十元：华钰记，洋三十元；陈仲记，洋二十元。

庄鸿皋君经募洋五十元：上海大明眼镜公司，洋三十元；庄鸿皋君，洋念（廿）元。

章维华君经募洋四十五元：潘福五君，洋念（廿）元；陈子国君，洋念（廿）元；项阿毛君，洋五元。

李樵卿君经募洋四十三元：林傅芳君，洋十元；陈金培君，洋五元；徐仁宝君，洋五元；郑绍康君，洋五元；李樵卿君，洋三元；元纪行，洋三元；刘安生君，洋二元；谢德耀君，洋二元；郑云史君，洋二元；沈长春君，洋二元；缪瑞星君，洋二元；翁益和，洋二元。

史宗棠君经募洋三十元：华时洋行，洋念（廿）元；徐杜星君，洋五元；任惠清君，洋五元。

董景安君经募洋三十二元：张赓年君，洋十元；胡宗桃君，洋五元；徐彝尊君，洋五元；魏桂芬君，洋三元；魏长庚君，洋三元；王官猷君，洋二元；陈开懋君，洋二元；陈积翙君，洋一元；陈耀卿君，洋一元。

谢其锟君经募洋念（廿）八元：百代公司，洋十元；包馥卿君，洋十元；谢其锟君，洋二元；项芹芳君，洋一元；张耕山君，洋一元；贺聚兴号，洋一元；毛文荣君，洋一元；彭杜卿君，洋一元；任阮氏，洋一元。

丁佐成君经募洋二百五十元：大华科学仪器公司，洋一百元；丁佐成君，洋九十五元；史久丰君，洋五十元；丁尧生君，洋五元。

徐永祥君经募洋一百念（廿）元：忻兴发君，洋十元；孙全根君，洋念（廿）元；孙全安君，洋十元；金阿华君，洋十元；舒阿二君，洋五元；杨小毛君，洋五元；王仁根君，洋五元；舒礼祥君，洋五元；应和林君，洋五元；徐永祥君，洋八元；张金榜，洋五元；李学海君，洋五元；张定贵君，洋三元；张大有君，洋三元；范松林君，洋三元；倪福庆君，洋三元；蒋云贵君，洋二元；刘广西君，洋二元；忻信茂君，洋二元；张金定君，洋二元；徐余冬君，洋二元；徐信全君，洋二元；袁云林君，洋一元；徐善岳君，洋一元；忻聚与君，洋一元。

汉口徐树馥君经募洋一百念（廿）元：老庆云银楼，洋念（廿）元；老天宝银楼，洋念（廿）元；老物华银楼，洋念（廿）元；老天成银楼，洋念（廿）元；老宝庆银楼，洋念（廿）元；天宝生，洋念（廿）元。

任彩月女士经募洋二百三十四元：冯任氏，洋十元；鲍师母，洋五元；冯道融君，洋十元；陈师母，洋五元；孙楷庭君，洋五元；朱师母，洋五元；梁师母，洋十元；苏师母，洋卅元；徐厚德君，洋十元；尚有捐款洋一百四十四元，芳名未详。

章林生君，助洋二百五十元。曹心存君，经募洋二百五十元。谢凤鸣君，经募洋一百二十五元。童伦元君，经募洋二百五十元。吴涵秋君，经募洋二百元。蔡仁初君，经募洋一百元。陈希学女士，经募洋一百五十五元。吴雨亭君，助洋一百念（廿）五元。徐霞管君，助洋一百念（廿）五元。陈宽钧君，助洋一百念（廿）五元。陈季兰君，助洋一百念（廿）五元。严友三君，经募洋一百元。赵占绶君，助洋一百元。徐诚照君，经募洋五十元。王逸彭君，助洋五十元。楼四海君，助洋五十元。蒋介卿君，助洋五十元。高信昌铁厂，助洋三十四元。王宝庆君，助洋一百念（廿）五元。张姚芬梅女士，助洋二百五十元。锦华行，助洋一百元。邵锡康君，助洋五十元。裘珠如君，助洋五十元。邬绥发君，助洋十元。

以上至十八年十二月底止，计共收洋八千二百十四元五角。

附告：建筑设备各费均至十八年十二月底止，以后所收之数及已认而尚未缴到者均不在内。

张组英君助门房建筑费洋六百五十元。孙梅堂君助大钟一只，价值一百念（廿）元。孙美鸿君助磁器，值二百元。蔡仁初君助写字抬玻璃十二块，值五十元。甫江慕义两校合助婴孩磅称一架，价洋四十元。戚伟良君助石橙一对，价洋念（廿）五元。柳太太助三层楼会客间木器全堂，价洋六十元。马申昌君助二层楼会客间木器全堂，价洋五十二元五角。

【说明】刊载于《宁波华美医院征信录》，中华民国十九年三月，宁波市档案馆，编号：306-1-6。

本院收支总报册（1929）

收入：

原有产业时价总数，共计银六万元；

美国浸礼差会助，银六万元；

西善士助基地费，银三万一千一百八十六元六角七分；

华善士助建筑费，银十万另九千八百念（廿）九元一角五分；

华善士助设备费，银八千二百十四元五角；

银行利息，银七千七百四十三元七角四分；

华医士住宅，银三千元；

城砖，银三百九十元；

华善士助门房建筑费连大钟，银一千四百念（廿）元；

借入经常费，银三千二百四十元九角三分；

共计银念（廿）八万五千〇念（廿）四元九角九分。

支出：

原有产业时价总数，银六万元；

新院基地费等，银三万三千五百五十五元五角一分；

印刷、旅费、邮票等（募捐期），银九千一百四十四元七角六分；

新院打样费，银七千一百八十四元八角四分；

筑路折城，银九千五百八十五元四角；

职员住宅，银六千七百八十一元五角八分；

新院建筑费，银七万三千六百〇七元一角八分；

冷热水汀管，银二万四千一百廿七元九角；

监工费，银五千〇三十四元七角八分；

五金品内部装饰用，银一千九百十三元一角三分。

【说 明】刊载于《宁波华美医院征信录》，中华民国十九年三月，宁波市档案馆，编号：306-1-6。

华美医院新院落成礼

本市北门外之华美医院，自开设以迄于今，已有八十年之历史，其成绩之佳，早为甬地人士所赞许。于民国十三年间，该院以旧有院舍不敷应用，方谋发展，以求完备，于是乃向国内外人士劝捐，以图建新院。乃于十七年秋，始将新院落成，院内设备，亦臻完备。昨日四月三日下午两时，为该院举行新院落成典礼。由上海方面，到会者有袁履登、孙梅堂、黄涵之、牛惠林、刘湛恩、鲍哲庆等。[一]本市方面，有县党部代表林建中，市长杨子毅，县政府代表张科长，及各界来宾罗惠侨、袁瑞甫、陈企白、朱旭昌、裘珠如，及外宾等不下四百余人。主席鲍哲庆，司仪谢凤鸣，记录陈振纲，开会如仪。首由主席致开会词。次该院院务主任任莘耕报告院务概况。次该院全体护士唱诗班合唱。次医务主任丁立成报告医务概况。次傅兰陵、刘湛恩、林建中、杨子毅、张醒民、袁履登等相继演说，词长从略。次宣读各方贺电、颂词。次高桥孤儿院团体合唱后，当由院长汤焦（默）思致谢词。[二]次甬江女中学生合唱，遂举行已故院长兰雅谷功绩碑启幕式。次茶点，并由该院职员领导来宾至各处参观。俟散会时，已五时余矣。

【校记与考释】

　　［一］"鲍哲庆"，英文名一般写作"T. C. Bau"。

　　［二］"焦"，据相关文献校作"默"，下同，不另出校。

【说明】上述报道刊载于《四明日报》1930年4月4日。

华美医院昨举行新院舍落成礼

本市北门外华美医院，自开迄今，已八十年，成绩颇佳。以院舍不敷，乃向国内外各界劝捐，以图建新院。于十七年秋，始将新院落成。昨（三日）下午二时，该院举行新院落成典礼。沪商到：袁履登、孙梅堂、黄涵之、牛惠林、刘湛恩、鲍哲庆等。本市方面：县党部代表林建中，市长杨子毅，县政府代表张醒民，及各界来宾罗惠侨、袁瑞甫、裘珠如及外宾等四百余人。主席鲍哲庆，司仪谢凤鸣，纪（记）录陈振纲，开会如仪。□□由主席致开会词。次该院院务主任任莘耕报告院务概况。次该院全体护士合唱。次医务主任丁立成报告医务概况。次傅兰陵、刘湛恩、林建中、杨子毅、张醒民、袁履登等相继演说。次宣读各方贺电、颂词。次高桥孤儿院团体合唱。次院长汤焦（默）思致谢词。次甬江女中学生合唱。次举行已故院长兰雅谷功绩碑启幕式。茶点，散会五时余。

【**说明**】上述报道刊载于《时事公报》1930 年 4 月 4 日。

华美医院院务会议记录（1930.4.30）

在一九三○〔年〕四月卅日下午八时三刻，在图书室聚常务委员会。

到会者有：汤医生、丁医生、任医生、洪医生、任小姐。韩女士因不甚舒畅，未到会。

先读上次纪录，通过。

1. 任医生报告新医院落成所用去之费用。今接受任医生之报告后，再由汤医生、任医生商议印在簿子上。

2. 题及张和卿先生之事，[一]已病了三月余矣。故今定薪水由正月份起，至六月底止。

3. 郭先生题议，至好在每一层会客室有书厨以便探望之人观看。今定不必要书厨，只稍每日放几本书在棹上或每天交换数本。

4. 商议有一纪录室。今定在礼拜堂后面隔成小房，可锁。今定请丁医生布置如何作法，为临时用。

九点半散会。

【校记与考释】

〔一〕"张和卿"，"张成志"之别号，下同，不另出校。

【说明】此文献现藏于宁波市档案馆，编号：306-1-7。

龙山虞宅举丧之热闹

　　宁波旅沪巨商虞洽卿先生之太夫人，近日在本籍龙山举行丧礼，国府蒋主席代表叶琢堂、浙省张主席代表钱新之等昨日均乘轮由沪来甬，转赴龙山祭奠，甬市长杨子毅、鄞县长陈宝麟暨各界领袖陈南琴、林琴香、任莘耕等亦皆纷纷赴龙山致祭。又此次虞宅举丧，规模甚大，国内中西各界参加者甚众，故除镇海要塞司令部派掩护队一营外，海水警局派巡舰两艘、各场办事处派绥南巡舰至龙山警备外，上海保卫团及侦探界要人亦派大队前来协助，故近日以来，龙山地面军警密布，警备森严，举行丧礼，可谓盛极一时矣。

　　【说明】上述报道刊载于《申报》1930年5月12日。

华美医院院务会议记录（1930.6.4）

在一九三〇年六月四号下午三时，在图书室聚常务委员会。

到会：汤医生、丁医生、任医生、韩女士、洪医生、任小姐。

1. 题及护生保证金自 1927 至 1929 存在账房，洪先生地方共有 450 元。今定护生毕业之时，可随时取出。

2. 护生不能随自己给各种治疗，一切治疗须由医士之命，护生自带帽后一年可给发药。

会毕，散会。

【说明】此文献现藏于宁波市档案馆，编号：306-1-7。

华美医院院务会议记录（1930.7.2）

一九三〇年七月二号下午三时，在图书室聚常务委员会。

到会：汤医生、丁医生、洪医生、韩女士、任小姐。任医生有事在上海，未到会。

1. 汤医生报告护士住宅 Contract。

2. 汤医生读由美国董事会来信，所请之医生不能来华。

3. 韩女士题共公（公共）卫生之事，[一]未有完满结果。

4. 商议张和卿先生之事，未有相当结果。

会毕，散会。

【校记】

［一］"共公"，据文义校作"公共"。

【说明】此文献现藏于宁波市档案馆，编号：306-1-7。

华美医院财产记录

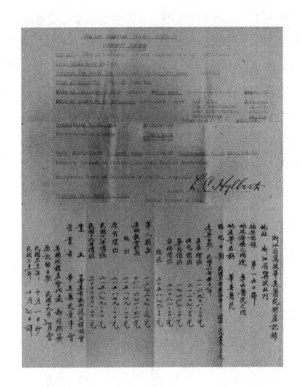

【释文】

浙江省宁波华美医院财产记录

　　地址：浙江省宁波北门。

　　地契记录：第 150 号。

　　地及房屋之用途：专供医院之用。

　　地产等名称：华美医院。

购地日期：民国十一年至十四年。　价值：39555.00 元。

建筑日期：民国十六年至十八年。

正屋价值：116908.00 元。

住宅价值：21207.00 元。

筑路价值：17127.00 元。

设备价值：21081.00 元。

总值：215879.00 元。

华人捐款：127207.39 元。

美国教会捐款：88671.61 元。

总计：215879.00 元。

原有价值：215879.00 元。

民国十八年价值：215879.00 元。

民国十九年价值：300000.00 元。

业主：中华基督教浙沪浸礼议会。

管业者：华美医院董事会。

美国浸礼差会代表：郝培德签。

原记录日期：民国十九年七月十四日。

民国三十一年十月一日抄。

民国三十一年十月七日译。

Hwa Mei Hospital, Ningpo, Chekiang
Property Record

Station: Ningpo, Chekiang, at the hospital site Old North Gate.
Land Title Deed: No. 150.
Purpose for which the land and building are used: Hospital.
Name of Property: Hwa Mei Hospital.

续表

Date of purchase of land: 1922–1925. Price paid: $39,555.00.		
Date of erection of buildings: 1927–1929. Cost:		
Main Building		$116,908.00
Staff Residences		21,207.00
Road Construction		17,127.00
Furnishings		21,081.00
Total Cost		$215,879.00
Contributed by Chinese	$127,207.39	
Contributed by Mission	88,671.61	
	$215,879.00	
Cost: $215,879.00. Present value: 215,879.00. Replacement value: $300,000.00.		
Property belongs to Chekiang-Shanghai Baptist Convention.		
Management Board of Directors of Hwa Mei Hospital.		
Signed: L. C. Hylbert [一]		
Original Date: July 14, 1930		
Copied: October 1, 1942		

【校记】

　　［一］此处系"L. C. Hylbert"亲笔签名。

【说明】

　　（一）此记录中英文对照。

　　（二）此文献照片现藏于宁波市第二医院档案室。

华美医院院务会议记录（1930.8.6）

一九三〇年八月六号下午，在图书室聚常务委员会。

到会者：汤医生、丁医生、任医生、洪医生、任小姐。韩女士因假期，未到会。

1. 汤医生祈祷开会。

2. 读上次纪录，通过。

3. 汤医生读八月二号在上海聚董事会信，题及汤医生离华之事。因有要事，不能等新医生接任，今特请德威廉博士为华美医院监查员。[一]

4. 汤医生报告医院及职员登记之事，已写信至南京刘医生，但回信未来。

5. 商议张和卿先[生]今病已痊愈，[二]题及工作之事。今定从本月十号起，每日做三钟点事，二钟头在药房间，一钟头在纪录室。

会毕，散会。

【校记与考释】

[一]"德威廉"及下文"德博士""德先生"，亦见写作"德惠廉"，J. W. Decker。

[二]"生"，据文义补。

【说 明】此文献现藏于宁波市档案馆，编号：306-1-7。

华美医院欢送汤默思回国纪念组影

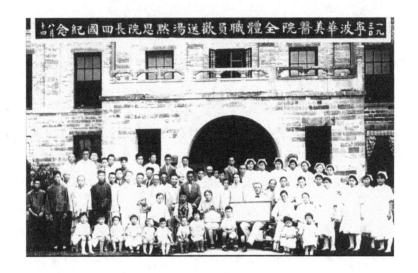

【图释与说明】

（一）此照片摄于医院新院拱形门前。

（二）此照片正上方题"宁波华美医院全体职员欢送汤默思院长回国纪念（一九三〇，八月十四）"。

（三）此照片第二排左起，依次是洪约翰夫人、任莘耕夫人、汤默思夫人（Gertrude Barbour Thomas）、汤默思（双手抱匾）、马友芳夫人。第三排左起，第九位是马友芳，第十一位是洪约翰，第十三位是刘贤良，第十六位是任莘耕。

（四）刊载于 Margaret Thomas Beal, Barbara Thomas Jones, Harold Thomas, Jr. & Mary Rushit Thomas ed., *A History of the Hwa Mei Hospital 1843—1950*, unpublished dissertation, 1998; Revised 2015, p. 48.

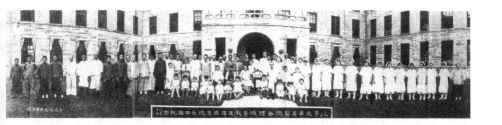

【图释与说明】

（一）此照片摄于医院新院拱形门前。

（二）此照片正下方题"宁波华美医院全体职员欢送汤默思院长回国纪念（一九三〇，八月十四）"，左下方题"宁波江北新华英摄"。

（三）此照片居中见洪约翰及夫人、任莘耕及夫人、汤默思及夫人（两人中间摆放一块匾，见有"尔偕常我"四字）、马友芳及夫人、刘贤良及夫人等。

（四）刊载于宁波市第二医院编著《世纪华美　厚德鼎新——宁波市第二医院建院 170 周年纪念》，第 47 页。

蔡伯均被匪击伤

　　慈西蜀山蔡家地方，十一日傍晚，突来匪徒十三人，内穿白夏布长衫者四人，穿短衣者九人，口操余姚北方口音不等。穿长衫者四人，迳至龙山学校谒见该校教员洪阿均，阿均与该四人似为素稔，招待甚殷，无何即由阿均陪同该四人至蔡家保卫团团部，及该团东蔡之分驻所，将枪械全数缴去，分给短衣者。复由阿均引路，奔向苏家首富蔡伯均家，由阿均□开大门，匪徒一涌而进。蔡伯均适与客人杨某及钱某等四人，同桌晚饭，知事不妙，欲起立逃避，一匪遂向之开放一枪，弹由左胸部射入。维时保卫团什长王某，亦由东蔡赶到，以手拍一匪之肩曰："你到底是什么人？"言罢，并将该匪抱住。该匪情急，向王开放一枪，弹由背而入，穿前胸而出，当即痛倒在地。伯均乘此时机，即逃入隔室，匿身酒倾堆内。适时保卫团丁闻屋内发生枪声，乃在门外敲锣，匪徒大惊，并拉住钱、杨二位客人，逼令领往余姚九里山，二人无奈从之。出门后，匪见乡人甚多，即开放手枪多响，乡人纷纷避匿。行至半途，匪将两人身上之银洋铜表，如数搜去，沿途又被拳打脚踢，饱受痛苦，直陪送五里，至铁路旁，匪始挥手命两人回去。什长王某受伤甚重，恐有性命之忧。富户蔡伯均，于昨晨雇船来甬，抬往华美医院求医。

【说明】上述报道刊载于《申报》1930 年 8 月 15 日。

华美医院院务会议记录（1930.9.30）

一九三〇［年］九月卅号下午四点钟，在图书室聚常务委员会。

到会：德博士、丁医生、任医生、洪医生、任小姐。韩女士有病，未到。

任医生祈祷开会。

读上次纪录，通过。

1. 修三层楼走郎（廊）。[一] 今定暂时请徐广记修理，修理之费从孙余生叩（扣）除。[二]

2. 奉化孤儿院之事，想明年卸责。今定过数月后再定。

3. 题议付所买之药及 X-ray 所用之物件费用。本是汤医生签字后给司库徐女士，今汤医生回国，故定当请丁、任二位医士签字后，再给徐女士。

4. 题及洋关医生，仍请仁泽医院苏医生代理，[三] 及至新医生接任。

5. 题及做衣服之机器，须买一只新。今定再试修。

6. 题及洗涤阿妈须有一助手。因工作忙，今定请任小姐特别注目，如真忙，则再雇一人助之。

7. 题及救至圣诞送礼物之事。今举委员如下：韩女士、任医生、董女士、[四] 任小姐。

8. 题议护生可否捐钱为护士住宅之设备费。可以。医生也肯极力帮忙，所捐之数一千元。

9. 德博士报告上半年之进出费。

10. 商议本层西国教士治疗之手术。举几位委员如下：德先生、洪医生、任医生。

11. 题议学校看病之工作。所举之委员如下：丁医生、斐（裴）先生、[五] 沈遗相女士。

12.题议宗教之事。所举之委办如下：德博士、任医生、郁先生、[六]郭先生、任小姐。

13.商议要买自动管束机。请德博士代买。

14.商议要买自动电话之电池。请任医生买。

15.商议买外科钳子。请问汤医生在美国买。旧钳子今因急等用，先买二打，约值洋五十元。

会毕，散会。

【校记与考释】

［一］"郎"，据文义校作"廊"，下同，不另出校。

［二］"叩"，据文义校作"扣"。

［三］"苏医生"，苏爱祺。

［四］"董女士"，董秀云，下同，不另出校。

［五］"斐"，据相关文献校作"裴"，下同，不另出校；"裴先生"，裴雅民，下同，不另出校。

［六］"郁先生"，郁云卿，下同，不另出校。

【说明】此文献现藏于宁波市档案馆，编号：306-1-7。

华美医院院务会议记录（1930.10.27）

一九三〇〔年〕十月廿七号下午四时半，在图书室聚常务委员会。

到会：德博士、丁医生、任医生。洪医生因割症，未到会。韩女士因有病，未到会。

任小姐祈祷开会。

1. 题及三层楼走郎（廊）等。徐广记作头来就可修理。

2. 自动电池，请任医生此次到上海去打听。

3. 自动管束机已买来装好。

4. 换敷料钳子已买。

5. 奉化孤儿院之事，请丁医生写信给刘瑞恒卫生部长。赵女士辞职之事，请任小姐面劝，再等二个月。

6. 题及做衣服铁车。今汤医生及鲍医生有旧铁车，今请德博士写信去问愿买否，并价值几何。

7. 洗涤阿妈由一九三一〔年〕正月起，每月加薪水半元。

8. 本会教士看病之规则，自一九三〇年十月廿七号起：

（1）出诊五元，若别会则下午五元，早上及夜十元。

（2）门诊一元，别会二元，则由本院华医生看。

（3）查验费 $0.75，别会 $1.00，特别查验 $1.50，别会 $2.00。

（4）药及敷料 25%，别会 40%。

（5）X-ray、注射 25%，别会 40%，住院照常外加膳费。

（6）割症依割症之大小。

9. 学校报告。今定自一九三〇年十月份前之账目，请丁、任二位医生算清。此后之规则如下：挂号如常，出诊学生一元，车钱四角，教员二元，车费四角。化验费平常五角，如特别一元。住院依院规，擦沙眼每人大洋一角照算，cocaine 棉花由医院备，平常学生体格查验不出费，沙眼每年查一次，学校要求医费减半。今定如校长报告，该生经济困难，则可直接与医生酌量而定。

10. 题议宗教委办会再要举二位，则由该会自定。

11. 题议化验室要送王南洋先生到济（齐）鲁大学化验室习实三月，[一]计算来去路费及用费要 $101.00。今定此，很要紧，可去实习。

12. 德先生报告鲍先生要买旧 X-Ray，今请德博士写信给汤医生，值价若干。

13. 护士部要请一位有经验之护士为训练护生作（？）事及教书。今定由护士部聘请。

会毕，散会。

【校记】

〔一〕"济"，据相关文献校作"齐"。

【说明】此文献现藏于宁波市档案馆，编号：306-1-7。

华美医院院务会议记录（1930.12.9）

一九三〇〔年〕十二月九日下午三时在图书室聚常务委员会。

到会有：德博士、丁医生、任医生、洪医生、韩女士、任小姐。

洪医生祈祷开会。

1. 德博士报告经济。因生活程度高，目下尚欠 $3000.00，因损失之故，自一九三一年起，请各部份之领袖担任各部份之用品，再请任医生将一九三〇年之出款算请，以便下次聚会再题。预算委办会今举任医生、丁医生，下星期三，二点钟再聚。

2. 韩女士愿担任写信去美国要棉花七百磅，白肥皂 600 块。

3. 今定护士学校由医院每年预算杂费若干元，以便护士学校旅行、书籍、奖品等杂用，在医院账目十二 B 行，下次再题。

4. 题及袁升日先生已病了三月。今定由一九三一年正月止给发薪水，并移至普通病室，并正月薪水放在十二行。

十二月十六日袁先生之代理孙先生代十六日发薪水廿四元。

会毕，散会。

【说明】此文献现藏于宁波市档案馆，编号：306-1-7。

华美医院院务会议记录（1930.12.16）

一九三〇年十二月十六日下午三时，在韩宅聚常务委员会。

到会：德博士、丁医生、任医生、洪医生、韩女士、任小姐。

任小姐祈祷开会。

读前次纪录，通过。

1. 德博士报告炉子间管恐怕要坏，须早修理。今定特此事托德博士代理。

2. 商议要在老医院打一座灶，以便修理管子时用。今定特此事托任医生代理。

3. 商议要备电力打水机，以便急用。今将此事托德博士代理。

4. 商议调查账目之事。今将托经济委办记议董事会。

5. 商议四明学校尚欠医院之医费。今将此事托德博士调查。

6. 题议女传道员。今将此事渐定，下次再题。

7. 题议三病房之地灯须修理。今将此事托任医生担任此事。

8. 题议召呼电铃之事。今渐定，因无此款。

9. 报告膳费。今均算每人要八元一角三分。

10. 商议要一位院务协助。请各人注意好人才。

11. 题议厨房、厨司、办事员之薪水及伙食并厨房一切燃料，以后均归入职员及病人之伙食项内拨付。

12. 各部职员之伙食，分归于各部伙食项内，请各部份在一九三一年之预算。

会毕，散会。

【说明】此文献现藏于宁波市档案馆，编号：306-1-7。

1931 年

华美医院恭贺新禧

恭贺新禧

宁波华美医院同人鞠躬

【说明】刊载于《时事公报（新年增刊）》1931 年 1 月 1 日。

华美医院院务会议记录（1931.1.2）

一九三一年一月二号下午三时，在图书室聚常务会员会。

到会者：德博士、丁医生、任医生、洪医生、韩女士、任小姐。

韩女士祈祷开会。

1. 讨论一九三一年预算。通过，给经济委办。

2. 题及女传道之事。今商议：请董秀云女士担任女传道，其余各事由韩女士负责。

3. 商议倍人之膳宿费，增加至五角大洋一日，二角半为膳费，及二角半房费。

会毕，散会。

【说明】此文献现藏于宁波市档案馆，编号：306-1-8。

华美医院院务会议记录（1931.1.23）

一九三一年一月廿三号四时，在图书室聚会。

到会者：德博士、丁医生、任医生、洪医生、韩女士、任小姐。

任医生祈祷开会。

1. 院务委员会题议至经济委员会，医士及护士总理在一九三一年内薪水如旧。

2. 以下职员佣人等跟举前议，以上二种由经济委员会酌量。

3. 商议今年在本国募洋三千元。

会毕，散会。

【说明】此文献现藏于宁波市档案馆，编号：306-1-8。

华美医院院务会议记录（1931.2.4）

一九三一年二月四日下午，在图书室聚常务委员会。

到会：德博士、丁医生、任医生、洪医生、韩女士、任小姐。

德博士祈祷开会。

书记读上次纪录，通过。

德博士报告董事会所商议之事，如下：

1. 医院职员即行政委员德博士、金炎青牧师、吴连定先生，此三位代理院长行政，其余如常。

2. 院务委员会：德博士、丁医生、任医生、洪医生、韩女士、任小姐。经济委员：裴先生、吴连定当然委员，德博士、徐女士、沈遗相。

3. 一九三一年预算表依前，过五月后行政委员及经济委员合作办理医院之经济状况。

4. 董事会题议组织特别委员会研究医生及护士之薪水。请德博士及鲍博士为特别委员。

5. 董事会商议医院之法律顾问。

6. 董事会商议造天水井为机器间管子用。请行政委员办理。

7. 董事会题议饮食一节。为节省金钱，故分开包饭及特别饮食。今举特别委员办理：德博士、任医生、韩女士。丁医生题议，在特别饮食间，须有煮水筒以便冲淡饮食。

【说明】此文献现藏于宁波市档案馆，编号：306-1-8。

华美医院院务会议记录（1931.3.7）

一九三一年三月七号下午二时半，在图书室聚常务委员会。

在会有：德博士、丁医生、洪医生、韩女士、任小姐。任医生因有病，未到。

1. 书记读上次纪录，有点改革，其余通过。

a. 名誉董事任医生、德博士已代请，还未确实，下次再题。

b. 饮食一节，已打算下次再题。

c. 医生随时带之恩赐簿，已印好，可实行。

d. 育婴堂仍继续进行。

e. 奉化孤儿院已归溪口医院，在一九三一年为贵院所费用之钱皆归入恩赐部，但在一九三〇年尚欠德博士九元，今由医院担负给德博士。

2. 护士学校报告：

a. 新护生在试验期内，付膳费十五元。

b. 如初中毕业，则肄业期以三年完毕，考护士会及格，毕业。

c. 饮食（特别饮食间）须有一毕业护士及工人。

d. 隔离病室日间须有毕业护士及工人，夜间须有夜班护生，及要装电话。

e. 在最短时间要请二位女毕业护士，一位担任夜班职任，一位为特别饮食主任，但隔离病室毕业护士暂且不请，下次再题。

3. 小儿病室移至四层头，二间或三间为普通小儿病房。

4. 商议四层楼为女病人包房间，如一病人一间，则其价为一元半一日，如二病人一间，则为一元一人。

5. 如有急症病人，但普通病室已满，但彼只能出普通病室之钱，则可暂住价目最低之房间。

6. 商议隔离病室须刷白及零碎修理，隔离病室在老医院女病房。

7.a.商议四层女包房要买病人床旁棹子八只及橙子十六只，护士长棹子一只，病人衣柜一只，药柜一只。

b.换药碗数只，腰子盆数只，钳子数把。

8.题议配眼睛（镜）器具。[一]今请洪医生写出要用之器具及价目。提议火油。请任医生买一大桶或修理杀菌锅。

会毕，散会。

【校记】

[一]"睛"，据文义校作"镜"，下同，不另出校。

【说明】此文献现藏于宁波市档案馆，编号：306-1-8。

海军部指令（第 165 号）

令海军陆战队特务营营长黄梦祥呈一件：二连二排排长孙立志因病恳请给假二星期，赴宁波华美医院医治乞。

示由。

呈悉。应照准，仰即转饬，遵照此令。

中华民国二十年三月十三日

部长：杨树庄

【说明】上述指令刊载于《海军公报》1931 年第 22 期。

毕业证明书存根（郁云卿）

证书存根

查学生郁云卿，系浙江省鄞县人，现年念（廿）九岁，在本院爱克司光技术训练班学习二年，考查成绩及格，准予毕业，特给此证。

宁波华美医院院长：汤默思
中华民国二十年三月三十一日

【说明】

（一）此存根右侧见一行骑缝字号"爱字第一号"，已被截为半字，骑缝字号处钤印一方，仅残一半印文，据相关文献可知，其印文为"宁波华美医院之章"。

（二）此文献现藏于宁波市档案馆，编号：306-1-8。

华美医院院务会议记录（1931.4.15）

一九三一年四月十五号下午二时半，在图书室聚院务委员会。

到会者有：德博士、丁医生、任医生、洪医生、韩女士、任小姐。

德博士祈祷开会。

书记读上次纪录，通过。

1. 德博士报告汤医生及施医生来信。[一]

2. 任医生报告并请名誉董事案。据因现在国民政府各机关并无名誉、名义，暂且作旁伦（论），[二]并及下次报告董事会。若有人欢喜帮助医院，则称为辅助员。

3. 饮食委办今请任医生报告，目下每人膳费约六元四角，较前便宜，故通知院董事会暂且不包，惟特别饮食室须速即进行，特别饮食室举韩女士、王女士、任医生、德博士。

5. 护士部报告，请二位护士，一位做饮食间，还未定。一位已来。胡孟英女士题及薪水之事。院务会定：当请任小姐与胡女士面洽，若胡女士愿意母院服务，自五月一号起每月四十元；如不愿，则下次再题，惟饮食室之毕业护士仍继续进行。

6. 洪医生报告配眼睛（镜）之事。仍请洪医生继续进行，下次报告。

7. 火油请任医生买大桐（桶）。[三]下次再题。

8. 育婴堂仍继续进行。

9. 丁医生报告，医生住宅凉台要装玻璃窗，因小孩多，则凉台也可用，三处住宅计算费约一百元。

10. 韩女士老住宅要暂且修理，约七十五元，医院出卅元，差会出四十五元。

11. 新医院四层平台仍漏，须修理。今托任医生。

12. 题及隔离病室电话。今定从医生办事处电话折过来装在隔离病室，及护士老住宅之电话装在护士新住宅，并隔离病室须修理。

13. 题及新住宅前须修理铺平，约五十元。

14. 题议须有一小屋藏易燃之物，如火酒、火油、X-ray 片子等。今请任医生至上海医院如何处置。

15. 丁医生报告定海医院之事。今请任医生代办，下次再题。

16. 院务会定：当写一封信给汤医生，请他来。今请本会书记代写，并请韩女士帮助。

会毕，散会。

【校记与考释】

〔一〕"施医生"，施乃德（Raymond E. Stannard），下同，不另出校。

〔二〕"伦"，据文义校作"论"。

〔三〕"桐"，据文义校作"桶"，下同，不另出校。

【说 明】此文献现藏于宁波市档案馆，编号：306-1-8。

华美医院院务会议记录（1931.5.13）

一九三一年五月十三号下午二时半，在图书室聚常务委员会。

在位有：德博士、丁医生、洪医生、韩女士、任小姐。任医生有事，未到。

丁医生祈祷开会，读上次纪录，通过。

德博士题及包饭之事，已报告董事会。目下膳费已减少，可否不包董事会，已应允，且等至下半年。

特别饮食室请韩女士报告，如护生早日能移至新住宅，则特别饮食室即开办。

护士部任小姐报告，胡女士在本院服务，一问薪水，彼已乐意愿在本院服务。

配眼睛（镜）之事，仍请洪医生继续进行。

买火油及定海医院，请任医生下次题。

德博士报告经济之事。

议决案：一为任医生辞职事，今院务会建议董事会，因任医生在本院服务已有廿年期限，应至少给以一年期限之修养，以示优待。

【说明】此文献现藏于宁波市档案馆，编号：306-1-8。

栎社大火警

鄞县栎社镇崇福庙附近滕老顺家于昨日（四日）上午十一时因午炊失慎，一时烟雾弥漫，火势甚炽，经二小时余，始行扑灭，烧毁房屋三十四间，被害者三十二家，损失甚巨，滕老顺被火灼伤头部颇剧，即日抬至华美医院医治。

【说明】上述报道刊载于《申报》1931 年 6 月 7 日。

华美医院院务会议记录（1931.6.8）

一九三一年六月八号下午二时半，在图书室聚常务委员会。

在位有：德博士、丁医生、任医生、洪医生、韩女士、任小姐。

韩女士祈祷开会。

书记读上次纪录，通过。

1. 韩女士题议，朱旭东女士肄业期满，可否在本院任毕业护士。本会表同意，已应许。

2. 任医生报告火油买大桶无法可办后，德博士请任医生到a.p.c.一问，下次再题。定海医院之事，上次任医生到上海去未遇见刘君。房屋之修理费如下：隔离病室 \$250.00，炉子间 \$60.00，四层楼刷白 \$25.00，厨房 \$41.58，新护士住宅前面铺平 \$51.00，四层用之铁床十六只，共 \$272.00，铁橙十六只，共廿四元。

3. 题议四层病人床旁棹子要做六只，是木头，及四层楼二头门要拆通，并要买洗器具之滋（瓷）盘及洗抹布之磁（瓷）盘、洗便盆之镪（瓷）盘，[一]并贮藏室之阁板。

4. 德博士报告伙食之事。

5. 题议董事会为任医生辞职之事，在本星期四聚会。

6. 医生假期，题议另请一位医生代理，则医生可轮流休息，今将此事题及董事会。

7. 董女士之假期，请任医生派定。

8. 题周先生辞职。今特此事托德先生及鲍先生决定，并请德博士、任医生再寻一位合式（适）之人代替周先生之位置。[二]

会毕，散会。

【校 记】

　　［一］"滋""磁""镃"，据文义均校作"瓷"，下同，不另出校。

　　［二］"式"，据文义校作"适"。

【说 明】此文献现藏于宁波市档案馆，编号：306-1-8。

华美医院院务会议记录（1931.7.3）

一九三一年七月三号下午三时，在图书室聚常务委员会。

在座：德博士、任医生、丁医生、韩女士、任小姐。洪医生有贵恙，未到。

任小姐祈祷开会。

1. 德博士报告董事会所商议之事，依单张所印。

2. 丁医生报告短期代理医生，约一星期后来院受职。

3.a. 任医生报告 a. p. c. 火油其价目与平常相似，镪（瓷）水池在短期内可带到。

b. 报告由正月至六月底所用去之药及杂物，其价目 $4000.00。

c. 报告周先生辞职，医院另送一月之薪水。

d. 题议工人之衣服，可将男护士之制服改。

e. 题议洪账房先生因工作加多，故薪水加五元，表同意。

4. 题议种花司务因工作忙，故渐叫一份帮助。

5. 题议鲍先生辞职，今请护士部竭力挽留。

6. 题议男职员住宅须整顿修理，此事托任医生代办。

7. 题议特别饮食间之账，请王女士每月结清，并托任医生代买冰箱一只为特别饮食室，须有一位女佣人帮助饮食室，表同意。

会毕，散会。

【说明】此文献现藏于宁波市档案馆，编号：306-1-8。

徐公庆云遗嘱执行人秦润卿、虞洽卿、冯炳南启事

敬启者：

徐公庆云于上月逝世，生前所立遗嘱，规定以洋五十万元在其故乡创办医院、学校、养老院、孤儿院，此项建筑及经常费指定其嗣君懋棠、懋昌自行保管。又另规定，以洋十万元捐助各慈善公益团体，指定鄙人等为支配人。鄙人等以来募捐款者甚众，不敷分配，复经其嗣君懋棠、懋昌，深体先人慈惠之怀，各自加捐洋三万元，合共为洋十六万元。现经公同支配如左，请于一个月内将附上之支票盖章并具正式收据，至上海宁波路兴仁里恒赉庄领收。再上项捐款，现已分派净尽，嗣后来函，恕难应命，尚祈鉴谅为荷。

计开捐助各处之款项如左：

张啸林、杜月笙两先生经募，上海筹募各省水灾急赈会，大洋五万元；又宁波建筑老江桥，大洋五万元；人文图书馆，二千五百元；上海劳工医院，二千元；上海广益善堂，五百元；中国纺织学会，一千元；上海纺织周刊社，四百元；浙江外海水上警察局、鄞奉方桥医院，一千元；上海市商会商品陈列所，一千元；吴淞中国公学，一千元；上海市闸北区救火联合会，五百元；闵行广慈苦儿院，五百元；上海联义善会，五百元；联云总社善提法会，五百元；中国公立医院，二千元；北平中国大学，一千元；上海基督教普益社，五百元；公时中学，一千元；宁波仁济医院，一千元；觉民小学校，五百元；中国救济妇孺总会，一千元；中华麻疯救济会，五百元；中华基督教青年会全国协会，五百元；鄞县东钱湖开浚费，一千元；宁波华中学校，五百元；世界红卍会，五百元；沪江大学商学院，一千元；杭州行素女中学，一千元；宁波旅沪同乡会小学校经费，二千元；鄞县百丈街、后塘街建路费及国粹小学、育德小学，共计五百元；宏道第一、第二义务学校，五百元；至圣善院，二百元；闸北

二段救火会，一千五百元；镇海水灾善后委员万弓塘工费，五百元；棉业公济社，五百元；宁波中华基督孤恤院，五百元；鄞县初级商科职业学校，五百元；上海贫儿院，五百元；上海中山医院筹备处，一千元；宁波女子中学，五百元；神州通信社及神州晚报社，五百元；东华日报及俄文东报，五百元；扬州正谊小学，二百元；奉化医院，二千元；鄞县效实中学，一千元；慈溪保黎医院，五百元；闸北沿绪山庄，五百元；慈溪救济院，五百元；四明孤儿院，五百元；慈溪云华善堂孤儿院，五百元；慈溪普迪义务学校，二千元；中国济生会，三千元；宁波鄞西中塘河疏浚费，五百元；鄞县县立女子中学，五百元；中华职业教育社，一千元；圣心医院，一千元；新普育堂，一千元；砂业协义会，一千元；沪北保卫团，一千元；普善山庄，一千元；广益中医院，二百元；宁波旅京同乡会，五百元；栈业公义会，五百元；南京佛教居士林，二百元；世界佛教居士林，二百元；中国崇文会，二百元；镇海同义医院，五百元；宁波普仁医院，五百元；洋墅第一小学校，五百元；上海孤儿院，五百元；生生医院，五百元；佛教孤儿院，五百元；高桥孤儿院，五百元；奉化孤儿院，五百元；镇海孤儿院，五百元；江东贫儿院，五百元；辅善会，二百元；寿义善会，二百元；华美医院，一千元；宁波救火联合会，四百元；青年服务团，二百元；白特利养育堂，二百元；安养堂，二百元。共计大洋十六万元正。

【**说明**】上述报道刊载于《申报》1931 年 12 月 19—21 日。

华美医院院务会议记录（1931）

（以上原缺文）

3.董事会题：本会提名请德博士、任医生后报告本会，议请任医生多出门慕（募）款，[一]董事会决定要举名誉董事约十二位，则可助慕（募）款。

4.董事会题议，护生自1931年之新生，停止给发津贴并课程缩短三年，故此事今特举委员代办，丁医生、韩女士、任小姐为代理护士学校之一切计划后报告本会。

5.题议宗教委员会再选举二位。今特举丁医生、董秀云女士。

6.题议奉化孤儿院工作。今定仍接续进行，如有住院孤儿，则半恩赐。

7.商议病人长久住院之手术。今定如有久住院之病人，则每二个月结清一次，在每双月之时。

8.商议本国慕（募）款。在1931年内：

（1）慕（募）$3000.00 为经常费。

（2）为恩赐 $3000.00。

（3）为杀菌器，从一千至七千元。

9.任医生题议，每医生当有一小簿子在袋内，以便写恩赐，归入恩赐部。

10.丁医生题议，佑圣观育婴堂因婴孩多有病，故当有一探望，护士每两月一次探望，指教卫生。

会毕，散会。

【校记】

[一]"慕"，据相关文献校作"募"，下同，不另出校。

【说明】

（一）此记录失载年月日，据内容当是 1931 年。

（二）此文献现藏于宁波市档案馆，编号：306-1-8。

1932 年

华美医院院务会议记录（1932.1.1）

一月一日在图书室招聚寿（筹）备,[一]为下星期即一月六号所议决之事。

在座有：汤医生、丁医生、洪医生、韩女士、任小姐。

1.常年预算表。

2.任医生已辞职，商议请郁先生担任买供给物及佣人一部份之事。下次正式议定。

3.商特别饮食间之事。特举特别委员：即汤医生、丁医生、王女士、任小姐。议定下次题上。

4.商议装杀菌器及修理送饭梯子。

5.商议定医学杂志。

6.商议房间刷白，增添毛巾衣、枕头心（芯）[二]、褥子。

7.汤医生题议宗教部□。

8.病人床上之臭虫杀灭。

会毕，散会。

【校记】

[一]"寿"，据文义校作"筹"。

[二]"心"，据文义校作"芯"。

【说明】

（一）此记录失载年份，据相关文献当是1932年。

（二）此文献现藏于宁波市档案馆，编号：306-1-8，编入1931年卷宗，应编入1932年卷宗。

华美医院院务会议记录（1932.1.14）

一月十四号八时半，在图书室。

在座有：汤医生、丁医生、韩女士、任小姐。

汤医生祈祷开会。

1.汤医生报告董事会所定之预算表。

（以下原缺文）

【说明】

（一）此记录失载年份，据相关文献当是 1932 年。

（二）此文献现藏于宁波市档案馆，编号：306–1–8，编入 1931 年卷宗，应编入 1932 年卷宗。

甬奸商被枪杀

宁波：甬东大街黄恒泰五金店经理周茂林，因屡贩劣货，被反日会查获，处该店罚金二千元。周茂林游街，并站立木笼，二十四上午六时游街后，由家人陪同乘车返家，经公众运动场高远桥畔，被西装少年击中三枪，即逸去，未获，周伤后抬至华美医院，二十五晨一时伤重殒命。二十五日专电

【说明】上述报道刊载于《申报》1932 年 3 月 26 日。

华美医院院务会议记录（1932.4.21）

四月廿一日八时半，在图书室聚常务委员会。

在座有：汤医生、施医生、丁医生、洪医生、韩女士、任小姐。

任小姐祈祷开会。

1. 汤医生报告，报告董事会所商议之事数件，再题至院务会讨论。

2. 以前所印之老捐簿须尽毁去之，并印在报上申明之。

3. 常年捐每年在本埠捐 $3000.00，由各医生、职员向想熟之人慕（募）捐，捐簿每年印新，约十五本，收条由院长或账房签字。

4. 今院务会商议，郁先生因病不能作工，今医院供给郁君六个月之薪金，今将此事题议董事会。

5. 报告由一月至三月之预算表及进项。

会毕，散会。

【说明】

（一）此记录失载年份，据相关文献当是 1932 年。

（二）此文献现藏于宁波市档案馆，编号：306-1-8，编入 1931 年卷宗，应编入 1932 年卷宗。

中华护士会会员证（刘秀凤）

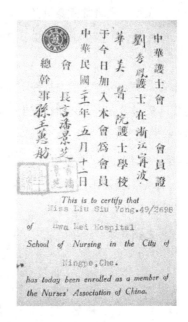

【释文】

中华护士会会员证

刘秀凤护士在浙江宁波华美医院护士学校，于今日加入本会，为会员。

中华民国二十一年五月十二日

会长：言潘景芝（印）言潘景芝

总干事：孙王蕙舫（印）孙王蕙舫

This is to certify that Miss Liu Siu Vong 49/2698 of Hwa Mei Hospital School of Nursing in the City of Ningpo, Che. has today been enrolled as a member of the Nurses' Association of China.

【说 明】

（一）此证见中华护士会会标一枚，蓝色圆形，自内圈至外圈，其文字分别为"护""中华护士会 N. A. C."。

（二）此照片由李跃敏提供。

宁波红十字会、鄞县医师公会合组时疫医院全体职员摄影

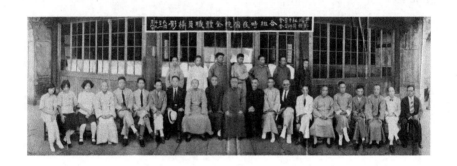

【图释与说明】

（一）此照片正上方题"宁波红十字会、鄞县医师公会合组时疫医院全体职员摄影（民国二十一年九月八日）"。

（二）此照片前排右起，第二位是丁立成，第八位是任莘耕。

（三）此照片左下方印有"新华英照相 Hsin Waing，宁波江北岸"中英文诸字及图案，系照相馆商标。

（四）刊载于宁波市第二医院编著《世纪华美　厚德鼎新——宁波市第二医院建院 170 周年纪念》，第 68 页。

海港检疫处霍乱周报（第 16 期）

......

（六）查与沪邻近而交通最便之二城市，如杭州、宁波两处，向未得有各该处之疫情报告。幸接据宁波华美医院丁立成医师之报告，略谓甬市之第一例霍乱患者为一女性，发现于 7 月 9 日，此后逐渐侵延，达四千余例，中有死亡五百余名。流行时有时疫医院八处专司防治事宜，但非全属住院。查宁波红十字会医院及江东医院，曾施霍乱患者 2127 名，此中死亡数为 156 名。宁波尚无自来水设备、市民仅能饮用井河水而已。

......

【说明】上述报道刊载于《申报》1932 年 9 月 15 日。

华美医院院务会议记录（1932.11.10）

十一月十号四时半，在图书室聚院务委员会。

在座有：汤医生、丁医生、洪医生、施医生、韩女士、王女士、任小姐。

丁医生祈祷开会。

1. 商议一九三三预算表。

2. 商议工作之事。丁医生为代理院长并内科主任，洪医生为外科主任，施医生为产妇科主任。买供给物托张先生，但必须丁医生签过字可买。商议买圣公会一块田之事，托任医生代管。房屋修理部托丁、施二位医生。传道部举韩女士、施医生、董女士、任女士。

3. 商议护生破碎玻璃器具之事。今定碎温度表及注射器，要倍（赔）偿原价之三分之一。[一]

会毕，散会。

【校记】

［一］"倍"，据文义校作"赔"。

【说明】

（一）此记录失载年份，据相关文献当是 1932 年。

（二）此文献现藏于宁波市档案馆，编号：306-1-8，编入 1931 年卷宗，应编入 1932 年卷宗。

1933 年

华美医院院务会议记录（1933.1.12）

一九三三〔年〕一月十二号四时，在图书室聚院务委员会。

在座有：丁医生、洪医生、施医生、韩女士、任小姐。

丁医生祈祷开会。

1. 商议一九三三预算表。

2. 商议题至董事会有三件事：

（1）护士住宅洋台。

（2）在三层西楼要开病室。

（3）在一九三二未加薪之职员。

【说明】此文献现藏于宁波市档案馆，编号：306-1-10。

华美医院院务会议记录（1933.2.15）

　　一九三三〔年〕二月十五号四时，在图书室聚会。有数件事题至董事会。

　　在座有：丁医生、洪医生、施医生、韩女士、任小姐。所有商议之事如下：

　　1. 膳费问题。

　　2. 练习医生本年增加问题：

　　（1）加一至七月起。

　　（2）薪水自十元至十五元。

　　3. 炉灶之报告。

　　4. 捐册。

　　5. 护士部报告及增加毕业生有十位毕。

　　6. 通过医院报告。

　　7. 董事会题议案。

　　8. 汤医生来甬。

　　【说明】此文献现藏于宁波市档案馆，编号：306-1-10。

民国二十二年（1933）
英圣公会仁泽医院院长苏爱祺与美国浸礼会
立永远移转租地契

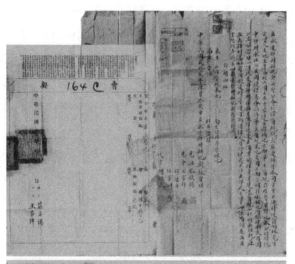

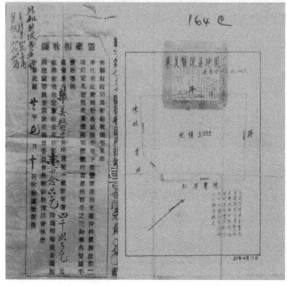

【释文】

立永远移转租地契

英圣公会仁泽医院院长苏爱祺等，今因管业不便，将从前向林尧生处买入之地，坐落西北六图，土名方家边古箍桶地方，即华美医院前左首，量计地三亩，情愿挽中移转，永租与美国浸礼差会，以作华美医院基地之用。三面言明，计永租地价银四千二百圆正，其银当日一并收足。自移转永租之后，任凭受主备案、输粮、管业、建造医院，一切均无阻执，并无各种纠葛。如有诸般违碍等情，可向得洋人自行理处，不涉出洋人之事。此系两愿，各无异言，恐后无凭，立此永远移转租地契，存照行。

计开四址：

东至仁泽医院基地，南至陈姓并叶姓地，西至官路，北至官路。

中华民国二十二年六月十二日

立永远移转租地契：苏爱祺（押）□ George □□ M. D.

　　　　　见租：岑献环（印）岑献环章

　　　　　见中：王家祥（押）□

　　　　　　　　穆康年（押）Philip James McLean, Jr.

　　　　　　　　任莘畊（印）莘畊

　　　　　代字：胡洪民（印）胡洪民印

【说明】

（一）此契附民国时期《买契》，左右两边各印一行骑缝字号"鄞县□字第二千□百□□号"，已被截为半字。《买契》两处见添注"#164C"。上述《买契》其文如下：

例案摘要：

一、不动产之买主或承典人须于契纸成立后三个月内赴该管征收官署呈验注册，依左列捐率纳税。卖契税依契价百分之六。典契税依契价百分之三。先典后卖之卖契得以原纳与契税额划抵买契税，但以承典人与买主属于一人者为限。官署地方自治团体及其他公益法人为不动产之买主或承典人时免纳契税，但以收益为目的者不在此限。

一、订立不动产买契或典契时须由卖主或出典人赴该管征收官署填具申请书请领契纸，缴纳契纸费五角。

一、不动产之卖主或出典人请领契纸后已逾两月，其契约尚未成立者，原领契纸失其效力，但因有障碍致契约不能成立时，得于限内赴征收官署申明事由，酌予宽限。

一、原领契纸因遗失及其他事由须补领或更换时，仍缴纳契纸费。

一、不动产之买主或承典人逾限不纳契税者，除责令依率纳税外，如逾限在三个月以上，照应纳税额处一倍罚金，半年以上，照应纳税额处二倍罚金，一年以上照应纳税额处三倍罚金。

一、匿报契值十分之一以上未满十分之二者，照短纳税额处一倍罚金；匿报契值十分之二以上未满十分之三者，照短纳税额处二倍罚金；匿报契值十分之三以上未满十分之四者，照短纳税额处三倍罚金；匿报契值十分之四以上未满十分之五者，照短纳税额处四倍罚金；匿报契值十分之五以上者，照短纳税额处五倍罚金。前项匿报之数核计短纳税银不及一元者，仍令补足，短税免予科罚。

一、私纸立契，除投税时先据声明请换契纸免予科罚外，如被告发或查出者，改换契纸，补缴契纸费，并处以契纸费二倍之罚金。

买主姓名	华美医院	面积	三亩
不动产种类	地	卖价	四千二百元
座落		应纳税额	免税
东至	南至	西至	北至

卖契	
	中华民国廿二年七月　日 卖主：苏爱祺 中人：王家祥

（二）此契附《华美医院基地图》，其图文如下：

华美医院基地图

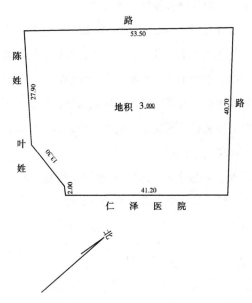

五百分之一比例尺

本图系据华美医院呈请提前丈量制给，其时并无四邻到场指明界限实在亩分及四址，俟将来换给正式证书核正。

22 年 4 月 11 日

（三）此契附《置产捐收据》，仅见右半部分，见右边印一行骑缝字号"鄞字第□□□号征收置产捐银一百念（廿）六元〇角〇分〇厘"，已被截为半字。上述《置产捐收据》其文如下：

置产捐收据

鄞县财政局为掣给收据事案，奉浙江省政府颁行各县税契项下带征置产捐充建设经费办法第二项规定，凡置买产业按照契价征收置产捐百分之三，如系典契减半征收等因，兹据业户华美医院投税买契一纸，计契价四千二百元。依照前项规定，征收置产捐银一百念（廿）六元，除填明存根，并通知县建设委员会县款产保管委员会外，特给收据，以资执凭。

外加契纸费五角，呈请书印花一角，契纸上印花二角。

中华民国廿二年七月十日税契处征收员

（四）此契、《卖契》《华美医院基地图》及《置产捐收据》钤印八方。二方钤于契文中价数、年份处，一方钤于此契与《卖契》粘连处，一方钤于《置产捐收据》右边骑缝字号处，以上四方印文似同，甚模糊，依稀可辨"华美医院钤记"，三方分别钤于此契与《卖契》粘连处、《卖契》年份处及《卖契》左边骑缝字号处，印文均为"浙江省财政厅印"，另一方钤于《华美医院基地图》之首，印文为"鄞县县政府印"。

（五）此契贴面值一角（10 Cents）"国民政府印花税票"二枚，印花上加盖"□□契纸印花□讫□□"印一方。

（六）此契另钤印三方，印文分别为"鄞县政府第二科土地登记处，廿三年四月廿日验讫""声请书号数，第　号，鄞字第 173 号""户地号数：8.9.39 乙"。

华美医院院务会议记录（1933.9.13）

一九三三〔年〕九月十三号下午三时，在图书室聚院务委员会。

在座有：汤医生、丁医生、洪医生、施医生、韩女士、任小姐。

1. 丁医生祈祷开会。

2. 丁医生报告，今汤医生已回华，仍将请汤医生担任院长之职，并报告董事会。所商议之事，报告新产科病室所收之款及用去之费。

3. 汤医生很感激丁医生及董事会。

4. 讨论医院之章程之变更。

5. 有数件事下次聚会酌定。

6. 要设立产妇科问诊。

7. 船码头。

8. 韩女士题及护生之津贴可否存在账房处。等日期满后，作为永久之会员费。

9. 隔离病室因有一男护士并代理病房间及问诊室。

10. 如病人过六十，不能有特别。

11. 祈祷会仍改星期三。

【说明】此文献现藏于宁波市档案馆，编号：306-1-10。

华美医院院务会议记录（1933.9.15）

一九三三〔年〕九月十五号下午三时，在图书室聚院务委员会。

在座有：汤医生、洪医生、施医生、韩女士、任小姐。丁医生因出诊，迟到。

任小姐祈祷开会。

1. 提及门房处建设凉亭为放车子及车夫歇脚处，或使巡捕监督此事。请丁医生接洽。

2. 议定产妇科门诊在每星期三，一次，自二点至三点，挂号金十铜币及查验费二元，先登报申明，登三日。

3. 议定护生在第三年之津贴存在账房处，每年由账房处取考书费及会员费。

4. 议定宜有二位男护士，一在内科室，一在隔离病室，并一位女毕业生。

5. 议定星期五之祈祷会，改换到星期三，如旧，星期五为护士聚会。

会毕，散会。

【说明】此文献现藏于宁波市档案馆，编号：306-1-10。

沈贻芗正面免冠照（1933）

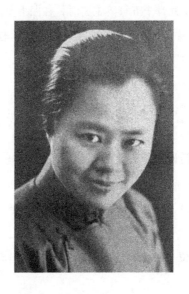

【说明】刊载于《甬江声》(甬江女子中学校刊)，民国二十二年九月。

1934年

民国二十三年（1934）鄞县旧市区土地登记证书

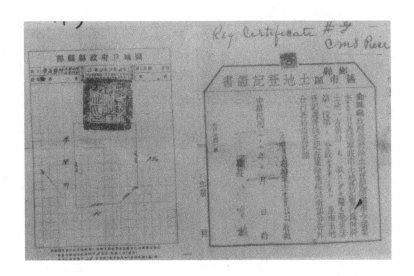

【释文】

鄞县旧市区土地登记证书

鄞县县政府为发给土地登记证书事，今据业主华美医院（美国浸礼差会捐助）遵照宁波市土地登记暂行条例，将土地一方，量计二亩九分七厘二毫，坐落第八段第九分段，有字第三九号乙，呈由土地登记处声请登记在案，除业经注册并公告外，合行发给证书。此证。

右给业主华美医院（美国浸礼差会捐助）收执

中华民国二十三年六月 日给

县长:（印）陈宝麟

附户地图一纸

鄞县县政府户地图					
业主	华美医院（美国浸礼差会捐助）	实文地积	2亩9分7厘2毫	坐落地号	第8段第9分段
证书	租字第39号		本图为500分1之比例尺，其距离均系公尺，每公尺合3市尺，每亩666.66方公尺和6000方市尺。		第39乙号

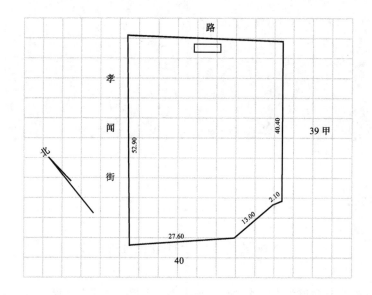

本图幅内划分蓝方格，使用人可依下列情形推算而为土地使用之设计：

每直格或横格距离等于5公尺，每公尺合3市尺。

每方格面积等于25方公尺，每方公尺合9方市尺，即1毫5丝。

【说明】

（一）此《鄞县旧市区土地登记证书》见添注"Registration Certificate # □ Church Mission Society Piece"。

（二）此《鄞县旧市区土地登记证书》见左右两边各印一行骑缝字号"租字第　号"，右边已被截为半字。

（三）此《鄞县旧市区土地登记证书》贴面值一角（10 Cents）"国民政府印花税票"一枚。

（四）此《鄞县旧市区土地登记证书》及《鄞县县政府户地图》钤印四方。二方钤于《鄞县旧市区土地登记证书》右边骑缝字号、年份处，一方钤于《鄞县县政府户地图》之首，印文均为"鄞县县政府印"，另一方钤于《鄞县旧市区土地登记证书》"县长"二字处，印文模糊，未识。

嘉庆乡盗劫伤人

　　鄞县东乡嘉庆乡双桥地方，居民周定生、周德成毗邻而居。日前因该乡周家祠堂进主演戏，德成之妻姚氏邀亲戚蔡姚氏等来家观戏。至昨晚二时许，忽来匪徒十七八人，各执枪械，用石将德成、定生二家大门撞破入内，分头抢劫。讵匪徒中有一名李阿四者，为蔡姚氏所认识，蔡姚氏当呼阿四哥，请勿伤人。该匪等见事已洩，连开四枪，集中蔡姚氏要害，顿时倒地，不省人事。该匪等见已肇祸，会同隔壁匪徒仓皇逸去。两家损失三百余金。事后将蔡姚氏送至甬埠华美医院医治，因伤势过重，恐有生命之虞。

【说明】上述报道刊载于《申报》1934 年 10 月 12 日。

中国红十字会鸣谢诸大善士

十月一日起，卅一日止

宁波分会经募：永泰和烟公司、陆瑞康、丁伯逸、赵孝林、源龙上人、曹吟才、谢蕙生、李桂卿、毛顺庆、张蔼甫、阮葭仙、顾恩锡、李贤钊、和丰纱厂、知圆上人、景德上人、宏法上人、应炯、陆纪生、黄荣昌、冯义九，以上各廿五元；王泰炳、万美烟公司、钟均玉、沈庆甫、忻太上人、朱元巽、朱秀章、缪进祥、缪惠亭、胡字椿、张生华、周正茂、杨诵仁、王俊卿、余楣良、包友生、□惠生、蔡先志、徐雪琴、厉树雄、刘祖卿、黄鼎臣、厉复生、许丽生、陈树堂、马绵龄、钟洪潮、唐翊□、马志霄、杨瑞棣、张正泉、陈省三、钟一柱、穆兹麟、陈兴祥、丁立成、王小槐、吴莲汀……以上各十元……

【说明】上述报道刊载于《申报》1934年11月4日。

1935 年

毕业证明书存根（张嘉道）

证书存根

　　查学生张嘉道，系浙江省鄞县人，现年念（廿）四岁，在本院爱克司光技术人员训练班学习二年。考查成绩及格，准予毕业。特给此证。

宁波华美医院院长：汤默思
中华民国二十四年一月一日

【说明】

　　（一）此存根右侧见一行骑缝字号"爱字第二号"，已被截为半字，骑缝字号处钤印一方，仅残一半印文，据相关文献可知，其印文为"宁波华美医院之章"。

　　（二）此文献现藏于宁波市档案馆，编号：306-1-12。

华美医院院务会议记录（1935.2.20）

一九三五年正月十七日，[一]开院务会议。

地点：在韩女士住宅内，晚七时一刻。

到会人数：汤医生、施医生、丁医生、洪医生、韩女士、朱女士。[二]汤医生主席祈祷开会。

讨论事项：如何改良医务之进行，但均未议决，故定于下礼拜一日（正月廿一日）下午继续讨论，再开院务会议。

决议事项：传道主任周先生提出宗教部之人选单，[三]即韩女士、施医生、丁医生、郁先生、张先生，已由会议通过，照准。

十时散会。

【校记与考释】

[一]"一九三五年正月十七日"，系公历1935年2月20日。

[二]"朱女士"，朱旭东，英文名一般写作"F. Chu"，即"Florence Chu"，下同，不另出校。

[三]"周先生"，周云青，亦见写作"周云卿"，以上诸名均指同一人，下同，不另出校。

【说明】此文献现藏于宁波市档案馆，编号：306-1-12。

华美医院院务会议记录（1935.3.14）

　　一九三五〔年〕三月十四日晚七时，开院务会议。

　　地点：在图书室。

　　祈祷：洪医生。

　　书记宣读上次记录。

　　讨论：1935 年预算表，该预算表已经做好，将于下礼拜四（三月廿〔一〕日）交董事会省查。[一]

　　汤医生报告：下礼拜，即三月十八日将开征求会议，并决定于三月十九日续开院务会议，讨论其他事项。

　　到会人数：汤医生、施医生、丁医生、洪医生、韩女士、朱女士。

　　九时半散会。

【校记】

　　〔一〕"一"，据日历补。

【说明】此文献现藏于宁波市档案馆，编号：306-1-12。

毕业证明书存根（姚云文）

学生姚云文，系浙江省鄞县人，现年二十一岁，在本院化验室学习三年，成绩优良，特予证明。

民国廿四年三月　日

【说明】

（一）此存根右侧见一行骑缝字号"□字第一号"，已被截为半字，骑缝字号处钤印一方，仅残一半印文，据相关文献可知，其印文为"宁波华美医院之章"。

（二）此文献现藏于宁波市档案馆，编号：306-1-12。

华美医院院长汤默思辞职，丁立成继任

　　本埠北门华美医院，向由美国人汤默思医师为院长，已经十载，医务尚称发达，该院系中美合办，汤氏欲求改进院务，增加华人信仰，曾经再三推辞，始于本年董事会议允许，改选丁立成医师为院长，定四月一日接任。即于是夜七时，该院全体发起茶话会，以表申贺，想届期定有一番热闹。丁君鄞县人，年四十五岁，系山东济南齐鲁大学医科毕业，曾任西北郊防疫医院院长暨华美医院副院长，兼医务主任等职。

【说明】上述报道刊载于《时事公报》1935 年 3 月 31 日。

华美医院院务会议记录（1935.4.29）

四月廿九日晚七时，开院务会议。

地点：汤医生住宅。

到会人数：汤医生、施医生、丁医生、洪医生、郁先生、韩女士、朱女士。

汤医生宣读董事会记录，中文保留在丁医生处。

讨论事项：

A. 郁先生提出各项如下：

1. 自来水管损坏必须修理事，350.00。

2. 机器间之大机器修理事，440.00。

3. 再造五间用房：

（1）储藏室。

（2）泥水工人室。

（3）木匠工人室。

（4）消毒室。

（5）储藏伊打、醇室，或消毒卧床并用。

4. 洗涤室，护士用，迁至他处，300.00。

5. 医院电话修理事 200.00。

6. 购四个热气管 Steam traps，200.00。

7. 护士住宅窗门及大小大门修理。

8. 须买消毒便盆、热气锅。

9. 拟再造三间用房，1134.00，二间餐厅（一为职员，一为仆役），一间洗衣间。

10. 换现有厨房迁至洗衣室，1000.00。

11. 建筑护士住宅洋台，预算费 1330.00。

12. 改良厕所，500.00。

13. 建筑护士住宅后墙加高些。

14. 护士住宅自备热水机。

15. 购买新床。

以上所论各项共须费极，故将择其需要的先行举办，并将付董事征求会议讨论。

B. 丁医生提出因张医生期满，拟再请收见习医生事。现规定待汤医生回话后再定。

C. 暑假医生给假事，拟请一位精练医生代理二月事。现规定待遇待汤医生、丁医生商量后再定。

决定事项：现有门诊显微镜室改为妇科门诊室，待上项讨论决定后或将现有课室及实习室迁至现厨房地址，老课室改为医生休息阅书室，老图书室归于显微镜应用。

至九时半散会。

【说明】此文献现藏于宁波市档案馆，编号：306-1-12。

华美护校第 11 届（1935）毕业生组影

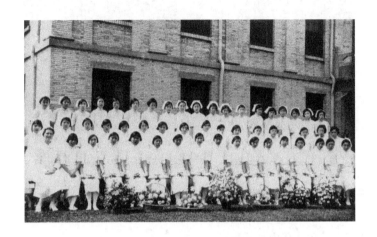

【图释与说明】

（一）此照片摄于医院护士宿舍楼前。

（二）此照片前排左起，第一位是韩碧玲，居中是聂夔君；前排右起，第一位是朱旭东。

（三）聂夔君系华美护校第 11 届（1935 年）毕业生。按惯例，护校一般于每年 5 月 12 日国际护士节举行毕业礼。据此可知，此照片应摄于 1935 年 5 月 12 日。

（四）刊载于宁波市第二医院编著《世纪华美　厚德鼎新——宁波市第二医院建院 170 周年纪念》，第 81 页。

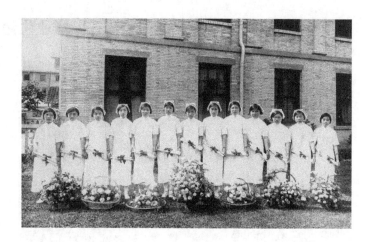

【图释与说明】

（一）此照片摄于医院护士宿舍楼前。

（二）此照片居中是聂夔君。

（三）据照片内容，其与上述照片应摄于同时。

（四）刊载于宁波市第二医院编著《世纪华美　厚德鼎新——宁波市第二医院建院 170 周年纪念》，第 74 页。

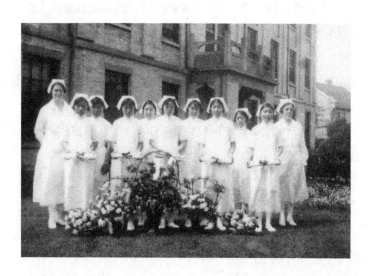

【图释与说明】

（一）此照片摄于医院护士宿舍楼前。

（二）此照片左起，第一位是韩碧玲，第四位是聂夑君，第五位是朱旭东，第十一位是王美德。

（三）据照片内容，其与上述照片应摄于同时。

（四）刊载于宁波市第二医院编著《世纪华美　厚德鼎新——宁波市第二医院建院 170 周年纪念》，第 82 页。

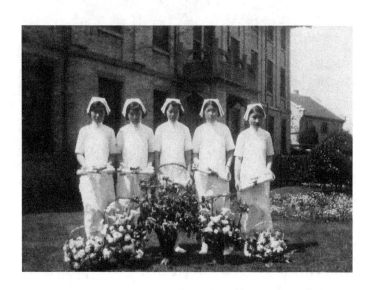

【图释与说明】

（一）此照片摄于医院护士宿舍楼前。

（二）据照片内容，其与上述照片应摄于同时。

（三）刊载于宁波市第二医院编著《世纪华美　厚德鼎新——宁波市第二医院建院 170 周年纪念》，第 81 页。

朱旭东与聂夔君合影

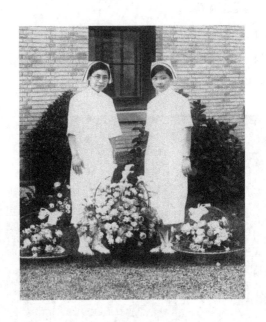

【图释与说明】

（一）此照片摄于医院护士宿舍楼前。

（二）此照片左侧人物系朱旭东，1932 年获全国护士会考第一名，曾任华美护校校长，右侧人物系聂夔君，1935 年获全国护士会考第一名。

（三）据照片内容，其与本书 1935 年档案《华美护校第 11 届（1935）毕业生组影》应摄于同时。

（四）刊载于宁波市第二医院编著《世纪华美　厚德鼎新——宁波市第二医院建院 170 周年纪念》，第 74 页，将"聂夔君"之"夔"写作"嫠"，误。宁波市第二医院编写院史介绍将上述"夔"写作"璧"，亦误。

美教士郝培德遭匪劫

　　美国人郝培德，系美国浸礼会教士，前曾驻甬办事多年，现在上海办事，其办公处在上海圆明园路一六九号。于前日携其女来甬，至北门外美华医院访其友美医汤默斯，[一] 郝与其女皆寓于院内汤宅。昨晚郝与其女至咸仓门圣模学校西人裴（斐）君处，晚饭后，至十时半返寓。道经环城马路、永丰路，突来匪徒四人，一匪袖出手枪，嚇禁声张，余匪在郝身边搜索，将钞洋三元、白金表链一条、金小刀一把劫去。该处街道冷落，又时近午夜，匪得赃后，从容逸去。郝与其女返美华医院寓所后，即将被劫经过报告其友汤默斯等，当由该院电告该管一公安分局，立即派警分头兜拿。至十二时许第二分局警士张明榆等，在中山公园后面秀水街八号三岔路口缉获匪徒鲁阿文、戴阿阳、岳阿根等三名，并在鲁阿文身边搜获手枪一支，子弹三粒及表链等原赃。旋复在中山公园附近拿获嫌疑犯陶得华一名，并移送侦缉队研讯。

【校记】

　　[一]"美华医院"，一般写作"华美医院"，下同，不另出校；"汤默斯"，Harold Thomas，1887—1967，亦见写作"汤美士""汤姆斯"，中文名一般写作"汤默思"，下同，不另出校。

【说明】上述报道刊载于《申报》1935 年 9 月 4 日。

华美医院院务会议记录（1935.10.17）

Ootober 17，1935，院务会议。

地点：图书室。

到会人数：汤医生，施医生，丁医生，洪医生，马先生，[一]郁先生，韩女士，王、朱二女士。

祈祷：丁医生。

报告：

郁先生报告：

1. 已造好小屋四间，440.80 元。

2. 修理地下自来水管，109.47 元。

3. 电线修理后十个月中，省约九百多元。

4. 自动加煤机施用后，倘用大通煤，每日可省煤约 20%—25%，电每日约 7 度，每日省 1.0—3.0，该机买时价约 700.00 美金。

马先生报告：本院经济状况。

汤医生报告：教会及议会医务会议。到会有：Harris 医生，应、劳医生，[二]三院院长鲍牧师。

韩女士讨论施医生转到绍兴医院事。未决定。该会已议决：

（1）梁医生为三院药剂师总管。

（2）施医生为三院化验总管。

（3）汤医生为三院 X 光总管。

（4）韩女士为三院护士学校总管。

丁医生报告：医院空地暂借给作为建礼拜堂事；外科门诊室应有一专任医师；马先生在院中工作事——规划何种工作。

讨论：公共卫生工作。马先生至沪研究会计及参观院务事，准请马随时定之。

提议：

丁医生提出：

1. 本院现有西职员不便转移。议决：请马先生写信给议会讨论。

2. 黄医生到沪进修眼科案。议决：先去信红十字会医院接洽，关系学期内薪金事，待回信后提出，经济会接洽之。

3. 化验室缺少职员。请姚云文在院工作，决议留用。

郁先生提出修理：

1. 老房子与隔离病房电线，经费请郁、马二先生定之，约一百元。

2. 护士住宅油漆，约 150.00。

3. 门销，约 150.00。

4. 机器吸水机，约 40.00。

5. 电话蓄电机，约 150.00。

以上均由郁先生随时讨论定之。

6. 朱司务自明年起（正月）复年给薪 100.00 元，请给之。

散会十一时。

Florence Chu

【校记与考释】

［一］"马先生"，马时飏，英文名一般写作"Z. Y. Ma"，即"Zee Yiang Ma"，下同，不另出校。

［二］"劳医生"，劳合理（Josephine Lawney），下同，不另出校。

【说明】此文献现藏于宁波市档案馆，编号：306-1-12。

华美医院开业执照

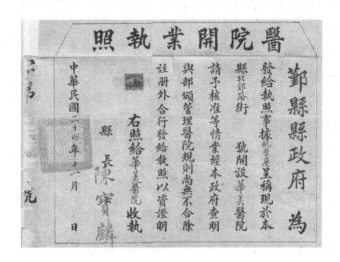

【释文】

医院开业执照

鄞县县政府为发给执照事，据鲍哲庆呈称：现于本县北郊路街 号开设华美医院，请予核准等情。业经本政府查明，与部颁管理医院规则尚无不合，除注册外，合行发给执照，以资证明。

右照给华美医院收执

县长：（印）陈宝麟

中华民国二十四年十一月 日（印）鄞县县政府印

【说 明】

（一）此照左边印一行骑缝字号"字第三（？）号"，已被截为半字。

（二）此照另钤印四方。三方圆形钢印钤于"鄞县县政府""县北郊""县长"三处"县"字处，印文均是"鄞县政府"，另一方朱印钤于左边骑缝字号处，仅残一角，印文未见，印文或是"鄞县县政府印"。

（三）此照贴面值一元（1 Dollar）"国民政府印花税票"一枚，印花上加盖"鄞县县政府印花税章"朱色波浪纹印一方。

（四）此文献现藏于宁波市档案馆，编号：306-1-12。

华美医院俸金报告表（1935 年 12 月份）

一九三五年十二月份俸金报告表

职别＼类别	职员部		
	姓名	俸金	房金
医师	丁立成	$200.00	
	洪约翰	$155.00	
	马友芳	$120.00	
	刘贤良	$90.00	$20.00
	黄景霞	$40.00	
	黄铭仪	$75.00	
		$680.00	$20.00
化验师	王南杨	$41.00	6 至 12 月加班（？），$19.00。
	张日新	$20.00	
	王棠海	$3.00	
		$64.00	$19.00
照镜部	郁云卿	$65.00	
	张家道〔一〕	$35.00	
		$100.00	
药剂师	陈恩德	$51.00	
		$51.00	
护士	郑其炳	$33.00	
	章维华	$46.00	
	王净政	$35.00	
	戴芳岳〔二〕	$30.00	
	朱旭东	$40.00	
	聂夔君	$20.00	
	倪素琴	$20.00	
	严涤	$20.00	
	盛阳春	$31.00	
	陈家仁	$25.00	
		$300.00	

续表

类别 / 职别	职员部		
	姓名	俸金	房金
账房	洪兰生	$50.00	
	洪兆藩	$15.00	
	马时飓	$80.00	补 $40.00
		$185.00	
传道	董秀云	$45.00	
	周云青	$35.00	
		$80.00	
		$1460.00	$39.00

类别 / 职别	工役部		附注
	姓名	俸金	
	奚大根	$13.00	学生 10 名，$30.00。
	张升满	$12.00	$30.00
	张文政〔三〕	$12.00	
	戴顺昌〔四〕	$5.50	
	朱信息〔五〕	$8.50	
	冯志荣〔六〕	$8.50	
	高小（孝）魁（奎）〔七〕	$8.00	
	舒文明	$9.00	
	白阿银〔八〕	$8.00	
	傅愧章〔九〕	$8.50	
	陈小宝〔一〇〕	$8.50	
	袁金水〔一一〕	$10.00	
	王和福	$12.50	
	董彼得	$9.00	
	冯家人	$6.00	
	冯家人	$7.00	
	刘家人	$6.00	
	陈家人	$4.00	
	冯家人	$5.00	
	何家人	$4.00	
	朱家人	$4.50	
	卢绪孝〔一二〕	$22.00	
	卢绪申	$19.00	

续表

职别 \ 类别	工役部		附注
	姓名	俸金	
	童春兰	$11.50	
	董阿桂（贵）〔一三〕	$10.00	
	沈余来	$20.00	
	王荣金〔一四〕	$16.00	
	朱预生	$30.00	
	滕阿灿	$8.50	
	仇孟振〔一五〕	$8.00	
	舒小来	$10.00	
	孙宁甫〔一六〕	$14.00	
	陈金全	$12.00	
	冯阿友〔一七〕	$10.50	
	葛米盐〔一八〕	$8.50	
	张阿根〔一九〕	$8.50	
	舒阿三	$5.00	
		$383.00	
		$1912.00	

【校记与考释】

〔一〕"张家道"，亦见写作"张加道"，一般写作"张嘉道"，以上诸名均指同一人，下同，不另出校。

〔二〕"戴芳岳"，亦见写作"戴方岳"，以上诸名均指同一人，下同，不另出校。

〔三〕"张文政"，亦见写作"张文正""张文井""张文金"，以上诸名均指同一人，下同，不另出校。

〔四〕"戴顺昌"，亦见写作"戴仁昌"，两存之，疑以上诸名均指同一人，下同，不另出校。

〔五〕"朱信息"，亦见写作"朱信爕"，以上诸名均指同一人，下同，不另出校。

〔六〕"冯志荣"，亦见写作"冯志雄""冯示雄""冯思荣""冯司雄""冯司荣""冯示荣""冯时荣"，以上诸名均指同一人，下同，不另出校。

〔七〕"小"，据相关文献校作"孝"，下同，不另出校；"魁"，据相关文献校作"奎"，下同，不另出校。

〔八〕"白阿银"，亦见写作"白阿艮""白阿良""白阿宁"，"艮""良"，系借"银"之部首代本字，相关处本书统一校作"银"，以上诸名均指同一人，下同，不另出校。

〔九〕"傅愧章"，亦见写作"傅惠章""傅槐章""傅阿章"，以上诸名均指同一人，下同，不另出校。

〔一〇〕"陈小宝"，亦见写作"陈孝宝"，以上诸名均指同一人，下同，不另出校。

〔一一〕"袁金水"，亦见写作"袁金绥"，以上诸名均指同一人，下同，不另出校。

〔一二〕"卢"，亦见写作"芦"，作姓时，本书统一写作"卢"，下同，不另出校。

〔一三〕"桂"，据相关文献校作"贵"，下同，不另出校。

〔一四〕"王荣金"，亦见写作"王荣锦"，以上诸名均指同一人，下同，不另出校。

〔一五〕"仇孟振"，亦见写作"仇孟镇""仇孟增"，以上诸名均指同一人，下同，不另出校。

〔一六〕"孙宁甫"，亦见写作"孙银甫"，以上诸名均指同一人，下同，不另出校。

〔一七〕"阿"，亦见写作"谒"，下同，不另出校。

〔一八〕"葛米盐"，亦见写作"葛明贤"，以上诸名均指同一人，下同，不另出校。

〔一九〕"张阿根"，亦见写作"蒋阿根"，以上诸名均指同一人，下同，不另出校。

【说明】现存《华美医院俸金报告表（1935 年 5—12 月份）》，限于篇幅，此处仅收录是年 12 月份作参考，此文献现藏于宁波市档案馆，编号：306-1-12。

毕业证明书存根（王棠海）

存根

学生王棠海，系浙江省金华县人，现年二十一岁。在本院医学化验技术人员训练班学习二年，考查成绩及格，准予毕业，特给此证。

华美医院院长：丁立成

中华民国二十四年十二月　日

【说明】

（一）此存根右侧见一行骑缝字号"验字第□号"，已被截为半字，骑缝字号处钤印一方，仅残一半印文，据相关文献可知，其印文为"宁波华美医院之章"。

（二）此文献现藏于宁波市档案馆，编号：306-1-12。

华善士助款报册（1935）

1935 年捐款

电话公司	$30.00
朱旭昌先生	$10.00
张性初先生	$10.00
张瑞康先生	$5.00
王鲁水先生	$30.00
	$85.00

【说 明】此文献现藏于宁波市档案馆，编号：306-1-13；亦刊载于 *Hwa Mei Hospital Report for 1935—37, 1938*。

1936 年

内政部立案中国华洋义赈救灾总会
鸣谢通告（第 6 号）

兹本会征募股，经收各大善士续捐赈款、赈品，除掣奉加盖内政部印收据，并汇解灾区散放外，特此登报鸣谢，以扬仁风。

西澳洲普扶埠中华会馆，国币一千二百四十九元另一分；美国海军礼拜堂，国币二百九十二元二角五分；大陆银行同仁，国币二百〇七元；Mr. J. E. Barker，国币二百元；鸿康堂、Mr. G. Padoux，国币各一百元；上海工部局华员总会华员俱乐部，国币六十九元四角；宁波华美医院，国币五十元……圣约翰大学，十六元三角三分；宁波华美医院主日学校，十元；格致公学，国币六元八角七分……

以上自十二月十六日至十二月三十一日止，总计收到国币三千九百〇四元六角二分，又新旧衣服、棉被、鞋、帽、袜、手套、围巾、白米等等，共计一千六百四十七件，又克力登布四十疋。总共收到捐款国币十四万四千九百四十四元二角八分。

中国华洋义赈救灾总会启

一月一日

【说明】上述报道刊载于《申报》1936 年 1 月 1 日。

华美医院院务会议记录（1936.1.7）

院务会议，一九三六年一月七日晚七时。

地点：韩女士会客室。

到会人数：丁院长、汤医生、施医生、洪医生、郁先生，韩、王两女士及马先生。

缺席者：朱旭东女士。

祈祷：郁先生。

祈祷毕，由主席指定马先生为临时书记。

报告：

A. 丁院长报告：

1. 姚运（云）文先生已应慈溪保黎医院聘，[一]遗缺由张提马太君代。

B. 郁先生报告：

1. 隔离病房重装电线，明日即开工。

2. 自动电话机储电池定价为两百四十元，本年春拟向沪西门子洋行订购。

3. 门捏手因式样太多，须妥加抉择，改装何时竟功，现难预说。

4. 厨房傍边天水井上，本拟装置抽水机，兹因厨房地址，有迁移之议，此事将暂搁置。

5. 产科房及其他各处水管大都添装完竣，故各层冷热水比较畅通。

6. 北斗河水管子已放置较深处，此后当无暴露地面之虞。

C. 马先生报告：一九三五年全年收支账目及本院现有之基金及各项特别费：

I. 收支：a. 全年收入：八万零一百三十三元九角四分；b. 全年支出：八万四千四百八十四元二角二分。

II. 基金及各项特别费：a. 基金甲：一万八千零念（廿）一元五角四

分；b.基金乙：八千零六十九元九角六分；c.进修费：五千三百三十八元；d.添置及修理费：二千二百三十一元五角三分，存上海；e.护士学校存款：三百九十九元；f.扶病车费：二千二百九十二元七角八分，存甬；g.添置及修理费：二千元，存甬；h.幸福基金：一千元，存甬。

决议事项：由院长提出讨论：

1.本院去年底由经常费内拨付洋一千元，存入中国银行作同人幸福基金，是否有当，请核议案。决议：本会接受丁院长提案原则，其详情院长提交经济委员会讨论之。

2.黄景霞医师两日前来函，称红十字会医院因某医士离院他去，拟请其继续帮忙，是以拟向此间续假六月，应否照准，请核议案。决议：函询红十字会医院，问明黄君有否领受特别津贴后，再由丁、汤两医士裁夺一切。

提案：由丁院长及韩女士提出本年应兴修事项如下：

1.在可能范围内，最好将厨房改迁他处。

2.添筑护士住宅洋台。

3.护士住宅装置热水汀管。

4.添置各层病房病床。

提出预算草案前，丁院长及韩女士报告：

1.丁院长报告：本年预算草案中严涤、倪素琴、陈家仁三女士薪金改由公益部、管理部、大厨房分别支付。

2.韩女士报告：本年自美国捐来用品约值国币五千三百二十元左右，将来报告支付总帐时，请会计附带声明之。

讨论预算：院长及会计提出预算后，由本会修正通过，并提请经济委员会审核之。

【校记】

［一］"运"，据相关文献校作"云"。

【说明】此文献现藏于宁波市档案馆，编号：306-1-14。

华美医院董事会议程（1936.1.29）

董事会议程

Hwa Mei Hospital Board

Agenda

Mr. Benjamin

January 29, 1936

1. 推举董事会主席及书记

2. 宣读前次会议记录

3. 报告董事任期

4. 经济董事报告

5. 院长报告（Superintendent Report）

6. 会计报告（Treasurer Report）

7. 修改章程并推举常务董事案

8. 公益费案（Welfare Fund）

9. 请董事部去函美友（Mrs. Burgess）谢助基金案

10. 推举查账员

11. 通过预算

12. 选举本院职员

13. 临时动议

14. 散会

Auditor approved by ?

Amend Constitution.

Approve small committee as recommended by Finance Committee what of Thomas becoming a guard superior of the fuel or equipment ?

【说 明】此文献现藏于宁波市档案馆，编号：306-1-13，编入 1935 年卷宗，应编入 1936 年卷宗。

外籍船员犯杀人罪，轮机总会呈请严惩并请求巡舰改用国人

江海关运星巡舰内，外籍船员在定海洋面假查私货杀人，激起我国船员公愤。本埠海员党部与轮机员总会均呈请中央严办犯罪之洋人，兹将轮机会呈文录下。

"呈为江海关巡舰外籍船员，滥杀无辜，儿戏民命，应请迅予法办，并将各舰改任国人，以弭后患，而重人命事。窃查江海关添建之各巡舰，其应用全部船员，历经职会呈请大部，派由国人充任。同时函致总税务司，要求先拨五艘，由我华人管驾各在案。职会之意无非鉴于外籍人员，究属非我族类，其遇事蛮横，蓄意轻蔑，过去之种种先例，诚属不胜枚举。且海关为我国机关，巡舰为我国船舶，出入沿海港汶，更非商轮可比，动辄有关国防。而近年我国之轮机驾驶技术，人材辈出，事实上已无需再借才异国矣。总税务司之偏袒洋员，排斥华人，以致船员之地位被夺，失业之人数日增，瞻念前途，不寒而栗。惟念我大部综管关务，对此妨害航权，有碍领海，不适民情，耗糜国币之外籍船员，自宜毅然决然改用国人，岂特国防之所利赖，抑亦我全国人民之所属望者也。职会曾于去年十二月十三日具呈大部，请其从速实行，迄今已逾匝月，尚未奉到批令，乃顷得报告。一月十三日江海关运星号巡舰之外籍船员三人，在定海之竹山堰海面竟犯故意杀人之罪，其详细事实，已见载十六日上海某报，又十四日之宁波报纸（原报抄呈）。伏思海关巡舰，责在缉查漏私，而船员天职，在于管驾轮机，纵使遇有漏税，而不服检查者，在巡舰但冀杜绝偷漏，即遇有反抗，亦应避免流血，岂可滥放枪弹，波及无辜。矧刘仁涌之鱼船，已经听从该舰之命，而舟子楼阿和，且已行抵船面，正在下帆抛锚，停船待查。而该三西人犹对不抵抗之人开枪射击，是其心目中已无我国家，无我人民，横行不法，至于斯极。迨至搜查结果，毫无漏私，该西

人等亦知已肇巨祸，仍将身中数弹，奄奄一息之楼阿和载送至宁波华美医院，不顾受伤者之生死存亡，彼辈即乘舰逃沪，致楼阿和未及片时，即行毙命，是三西人之故意杀人，诚百喙莫辞矣。窃念共和国家，以人民为主体，训政时期以民命为最重，即认其为漏私，而徒手反抗者，充其量该西人只可将人舟拘捕，自有我国司法机关审理。况楼阿和为善良之舟子，安分之平民乎，岂彼外籍船员能自由杀人欤，抑系总税务司所赋予之特权欤？诚属骇人听闻，杀人者死，古有明训，彼辈既为我国雇用，更适用我国法律，职会又按我国宣布之新宪法第二章第二十六条所载'凡公务员违法、侵害人民之自由或权利者，除依法律惩戒外，应负刑事及民事责任。被害人民就其所受损害，并得依法律向国家请求赔偿。'煌煌宪典，民具尔瞻。证以该三西人之滥用职权，杀害人民，已犯我国新刑法第二十二章第二百七十六条之罪，应请大部迅将该三西人立予逮捕，解送法院，依法严办。一面迅将海关各巡舰之外籍船员悉予撤换，改由国人充任，永除祸根。职会且愿负责介绍学验俱优之输机驾驶人员，分别接管，庶几沿海之主权可资保护，国家之帑币可资节减。若再姑息，或总税务司意存左祖，则国意等于具文，民命实如草芥，我神明华胄之子孙将为碧眼黄髯之枪靶，从此国人可恣其屠戮，到处均听其蹂躏矣，此而可忍，孰不可忍。窃思解放民族，为我党先总理谆切之遗教，况我国人被异族人之任意杀害耶。伏乞钧部雷厉风行，严逮凶犯，依法惩办，并将外籍船员立予撤换，由国人接充，无任激切待命之至，谨呈财政部部长孔"云云。

【说明】上述报道刊载于《申报》1936 年 2 月 3 日。

华美医院院务会议记录（1936.3.20）

晚八时，March 20, 1936, 院务会议。

地点：汤医生住宅。到会人数：丁院长、汤医生、洪医生、施医生、马先生、郁先生、韩女士、王女士、朱旭东。

祈祷：郁先生。

报告：

郁先生报告：

1. 隔离病房与男（南）边职员住宅电灯已修好，[一]约用 60.00。

2. 大炉子换管后每日省煤约 400—500。

3. 院外近马路处，本院院地做强巴，已做好，约 60.00。

3. 护士住宅油漆水漏斗，现未完工。

4. 门上捏子现未备完。

丁医生报告：

1. 1 月 29 日医院董事会之会议各事，出席人数：德威廉代表、郝先生、[二]鲍哲庆、斐（裴）雅民、丁佐成、戚启运、胡洪民诸先生。列席有：丁院长、汤医生、马先生、韩女士。差会有：斐（裴）雅民，葛电登，德威廉。议会：劳医生、丁佐成、鲍医生。区会：戚牧师、胡洪民。特约：孙梅堂、胡咏骐、吴莲艇，加院董二位，即神道公会汤铃生。

2. 幸福基金用时，须由院务会议同意。

3. 经济委员会改为常务委员会，斐（裴）先生为常务长。

4. 追认黄医生至红十字会进修眼科，至六月止。

5. 追认陈女士至北平进修饮食学。

6. 追认马先生为本院庶务与会计。

7. 请朱旭东女士为护校校长，任期一年。

8. 待韩女士回国后，王女士代理总护士长职。

9. 护校立案事，请校董会讨论议决进行。

10. 本院外面空地现与梅姓互换一部份以放水管，合同已订。

汤医生报告：机器间水管修理因前账不合，拟去信询问可否减价。

马先生报告：本月经济约共余 3000.00。

韩女士报告：护校校董会已开过。

讨论：

1. 丁医生提出护士工作当多注重实际，俾有益于病人，请各病房护士长聚集讨论之，汤医生亦有同样提出。

2. 医院账房失钱如何处理。议决：由洪账房负赔 1/3，医院负 2/3。

3. 二封来信，一由杭医专毕业女生写来，一由东南医大毕业生写来，均拟来本院实习。未议决。

汤宅请客。

十时十五分。

【校记与考释】

［一］"男"，据文义校作"南"。

［二］"郝先生"，郝培德（L. C. Hylbert）。

【说明】此文献现藏于宁波市档案馆，编号：306-1-14。

甬同乡会函请海关惩凶，从优抚恤楼阿和

大通社云，宁波旅沪同乡会昨致江海关税务司函云：

迳启者：案据敝会员应荪舲函称，同乡楼阿和，年四十一岁，定海金一乡肚计呑人，向为渔业。去冬旧历十二月十八日，在朱阿保捕冬沙鱼船，由定海卖出后，十九日上午驶至竹山门洋面，被沪地二十五号巡舰追赶，恐起误会，立即下篷待验，不料该巡船内外籍人员接连开枪，弹伤楼阿和腹内，即时倒地。该外人始知开枪失当，遂将楼阿和并船主朱阿保伴往定海医院医治，因伤势过重，定海医院束手，当日由二十五号巡船载至宁波华美医院，卒因伤重不治，于二十日下午三时在华美医院毙命。由宁波海关买棺成殓，并由宁波海关税务司发给川资二十元，交楼阿和之妻陈氏领去，并面谕已专电江海关，请予抚恤云云。查楼阿和被毙已阅多月，抚恤迄无发给，无论宁波海关税务司，是吾践诺，要之，巡船误伤渔民，罪有应得。楼阿和身后萧条，遗有寡孤，生计非常艰难，敝人以与该苦主相距较近，故知之播，用特略叙经过，请为设法交涉等情到会。据此合亟函请贵税务司查照，严惩凶手，对于被害人从优抚恤，以慰幽灵，至深公企，并盼示复为荷，此致江海关税务司。

【说明】上述报道刊载于《申报》1936年4月18日。

华美护校文凭（李美卿）

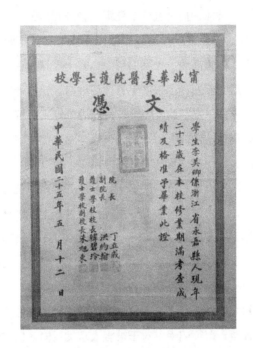

【释文】

宁波华美医院护士学校文凭

学生李美卿，[一]系浙江省永嘉县人，现年二十三岁，在本校修业期满，考查成绩及格，准予毕业，此证。

院长：丁立成（印）丁立成印
副院长：洪约翰（印）洪约翰印

护士学校校长：韩碧玲（印）韩碧玲印

护士学校副校长：朱旭东（印）朱旭东印

中华民国二十五年五月十二日

【校记与考释】

　　[一]"李美卿"，"李美钦"之别号，下同，不另出校。

【说明】

　　（一）此证长 53 厘米，宽 40 厘米。

　　（二）此证另钤印一方，印文为"宁波华美医院护士学校钤记"。

　　（三）此证系宁波市第二医院总务科职员陈龙江购得，2015 年 8 月赠送给市二院，参见《东南商报》2015 年 8 月 21 日题作《市第二医院获捐华美护校毕业证书，79 年前的文凭现在成了古董》等相关报道，现藏于宁波市第二医院档案室。

华美医院欢送施乃德夫妇与韩碧玲回国纪念组影

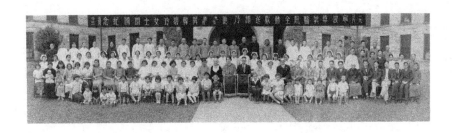

【图释与说明】

（一）此照片摄于新院拱形门前。

（二）此照片正上方题"宁波华美医院全体欢送施乃德先生师母与韩碧玲女士回国纪念（一九三六、五月廿三）"。

（三）此照片第二排左起，第三位是王南扬夫人（怀抱小孩），第八位起依次是丁立成夫人、洪约翰夫人、马友芳夫人、李美卿、翁美越、徐恩霖、严涤、倪素琴、朱旭东、董秀云、施乃德母亲、韩碧玲、施乃德及夫人、王美德、汤默思、丁立成、洪约翰、刘贤良、马友芳、马时飏、洪兆藩、姚云文、张日新。第三排右起，第一位是郁云卿，第二位是张嘉道。

（四）此照片中施乃德、韩碧玲各双手执一面锦旗，见有"恫瘝在抱""惠我国□"诸字。

（五）此照片由李跃敏提供，刊载于 Margaret Thomas Beal, Barbara Thomas Jones, Harold Thomas, Jr. & Mary Rushit Thomas ed., *A History of the Hwa Mei Hospital 1843—1950*, unpublished dissertation, Revised 2015, p. 49；宁波市第二医院编著《世纪华美 厚德鼎新——宁波市第二医院建院 170 周年纪念》，第 50 页。

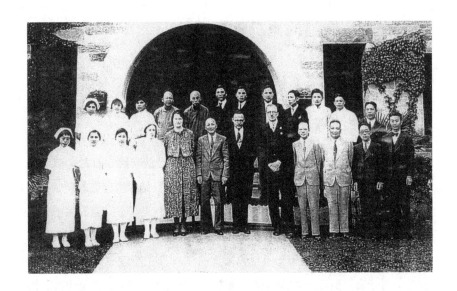

【图释与说明】

（一）此照片摄于新院拱形门前。

（二）此照片前排左起，第二位是倪素琴，第四位是王美德，第五位是韩碧玲，第六位是丁立成，第七位是施乃德，第八位是汤默思、第九位是洪约翰，第十位是刘贤良。

（三）据照片内容，其与上述照片应摄于同时。

（四）刊载于 Margaret Thomas Beal, Barbara Thomas Jones, Harold Thomas, Jr. & Mary Rushit Thomas ed., *A History of the Hwa Mei Hospital 1843—1950*, unpublished dissertation, 1998, p. 22; Revised 2015, p. 20；宁波市第二医院编著《世纪华美　厚德鼎新——宁波市第二医院建院 170 周年纪念》，第 49 页。

浸会在华东布道的概况（节选）

一、开荒的景况

马高温初到宁波。浸会在华东的传道事业是从宁波起首的。那时先导们出去传道，并没有甚么确定的方向及政策，只是随机应变的碰，碰着神所引导的甚么道路便开步走。当一八四三年的秋天，有马高温医士（Dr. D. J. Macgowan）从香港布道区域来到中国的海岸。他曾笔述他进入宁波的情况说："我在十一月十一日独自来到宁波。[一] 在这里一个认识的人也没有。对于言语更是绝对的隔膜，要聘请一个给我翻话的也没处去找，因为那时还没有会说英语的。我初次进城的时候是在夜间进去的，找着了一个住宿的地方，是个贩买行人的房子，在那里作了几天不受欢迎的客，大部分的工夫用在了竹篮打水般的寻求住处。我觉得民众不敢接纳我，便灰起心来了，却那料主就差遣了一个人在容我赁他的房子，这是个商人。他容我赁的房子适在市场的中心，他听说我要开设医院，所以来送给我这个机会，我欢喜的接受了。几天的工夫就开了医院的门面。"[二] 高德（马高）温所办的这个医院还不够医院的规模，[三] 并且屡次经受阻碍，不能如意的进行。直到一八七五年白保罗（Dr. Stephen P. Barchet）来才正式的创办了医院，现在北门那里的华美医院就是，但高德（马高）温的建设实为基督教运动进入宁波的楔子。

最初成立教会的景况。一八四七年六月又有罗尔梯牧师夫妇（Rev. and Mrs. E. C. Lord）来到宁波。在十月三十一日高德（马高）温夫妇与罗尔梯夫妇在现今西门那里的浸会所在的地方组织了一个教会，这是华东最初的浸会。二个星期以后就有了头一个本地人受浸，就是周祖濂先生，在十一月二十一日领浸。周祖濂是教授高德（马高）温华语的，已经有一年多急要受浸了，受浸以后便作了传道士，曾著作了《消罪集福真言》，散布的很广。

高德在宁波的工作。一八四九年四月有高德牧师（Rev. Josiah Goddard）同着家眷从曼谷（Bangkok）来到宁波。他本是带着肺病来的，在这里可以就便疗养，寿命也就延长了五年，但在这疗养期间还是不住的促进教务，倡领建筑了现在西门那里的浸会所用的讲堂。这座讲堂可以说是一个纪念，纪念那首先来的几个宣教士，当教会还算没有教友的时候，建筑了这座现在仍旧适用的讲堂。他离世以前几个月，就是在一八五三年十二月，他所翻译的文言《新约》出现了。这个翻译语意贴切，文理通顺，可说是极有用的。

嗣后的先导。嗣后先导们的工作不能在这简短的叙述里遍及，兹请总提他们的名字及作工的地方，并年数如下：诺尔登牧师夫妇（Rev. and Mrs. Miles J. Knowlton）在宁波，自一八五四年至一八七四年；秦镜牧师夫妇（Rev. and Mrs. Horace Jenkins）在宁波、杭州、绍兴，自一八六零年至一九零八年；克牧师夫妇（Rev. and Mrs. Carl T. Kreyer）在杭州，自一八六六年至一八六九年；高雪山牧师夫妇（Rev. and Mrs. J. R. Goddard）在宁波，自一八六八年至一九一三年。高雪山刚到宁波，宁波布道区域就改为华东布道区域了，因为已经开辟了杭州为中心布道地点。

二、开拓的景况

前已说过，当一八六八年在浙江布道的范围扩充了，宁波的布道区域改成了华东布道区域，从这里开荒的时期就算过去了，乃移入以后的约五十年的开展时期。在这时期里的一位重要的宣教士高雪山（Dr. J. R. Goddard）曾笔述开展的状况，兹即根据他的笔述，约略的说说由开荒移入开展的情形。

　　……

三、进展的景况

……

教育的发展。罗尔梯于一八六三年辞了宁波宣教士职以后，罗师母在宁波开设了一个女学校，进行了多年，用款多数由那在英国的朋友供给。到一八七五年罗尔梯复为宁波宣教士的时候，这个女学校就进成了差会的头一个膳宿学校。在约一千八百多年有自由来华传道的艾女士（Miss Aldersey）住在宁波，[四]创办了中国头一个女学校。以后她离开了宁波，这个女学校就有长老会的宣教士管理。到约一千九百多年，这个女学校与罗师母发端的女学校合办成为现在的甬江女子中学。

其余的布道区域也有学校一个一个、这里那里创办起来，而较为显著的是一八八零年在宁波开设的男学校……

现在因为与别的差会合办教育事业能在宁波、杭州都有高初两级的中学，并在其余各中心布道地点有初级中学，更有妇女职业学校。在湖州、宁波、绍兴开办，为要给那已嫁的女人一个机会携带孩童来受初等的教育，且得基督化家庭的知识。

……

为女界所做的工作……在宁波、绍兴、金华有医院训练女子们领人接受救恩以外，并晓得如何教养孩童及如何看护病人……

医务的进行。医院的工作乃是华东差会传道工作的始基，但现在方才兴旺起来。在宁波、绍兴、金华多有设备周全的医院。[五]又在湖州有一所医院，起初是与监理会合办的，以后在一九二七年辞退了合办的责务，而将楼房、器物的分子捐赠这所医院了。那在宁波医院的建筑物很壮观，是一九二八年竣工的。为这个建筑物，那和医院为朋友的华人捐助了十二万元，特为纪念兰雅各（谷）医士（Dr. J. S. Grant）多年在这里服务的劳绩。[六]

【校记与考释】

〔一〕"十一日"，据玛高温英文记述应是"一日"。

〔二〕*Baptist Missionary Magazine* (Vol. XXIV, No. 8, August, 1844, p. 249) 载玛高温英文记述如下："I came here on the 1st of November. Alone, a perfect stranger, and entirely ignorant of the dialect of the place, had it entered into my plans to employ an interpreter, I could not have obtained one; no person here can speak English. Entered the gates by night, and found lodgings in the house of a broker, with whom I remained an unwelcome guest for several days. My time was mainly occupied in fruitless efforts to get a dwelling. Finding the people were afraid of admitting me, I began to despair, and would, perhaps, have been compelled to return to Chusan had not the Master whom we serve interposed, by sending a merchant to me, who offered a whole house in the centre of the business part of the city free of rent. This gentleman, having heard of my wish to establish a hospital in the city, immediately came and made this kind offer. It was gladly accepted and in the course of a few days, the Ningpo Medical Missionary Hospital was established."

〔三〕"高德"，据文义校作"马高"，下同，不另出校。

〔四〕"Aldersey"，原写作"Aldersy"，径改。Mary Ann Aldersey（1797—1868）于宁波首创女塾，系浙江第一所洋学堂，亦是中国最早女子学校。

〔五〕指宁波华美医院、绍兴福康医院、金华福音医院。

〔六〕"各"，据相关文献校作"谷"。

【说明】上述内容节选于吴立乐编《浸会在华布道百年略史》，上海：中华浸会书局，1936年，第113—132页。

宁波华美医院高级护士职业学校招生
（1936.6.23）

报名日期：自即日起，至八月廿五日止。

入学资格：初中毕业之女生。

学额：廿名。

报名单及简章函索即寄：宁波华美高级护士职业学校启。

【说明】上述招生通知刊载于《时事公报》1936 年 6 月 23 日。

税警枪伤良民

　　鄞东韩岭市之塘头街，为通咸祥大嵩之要道。每逢二、四、八为该地市集之期，附近数十里内居民，均至该地卖买物件。十四日又值市期，有□夏山人周香生，大沙棋山人叶岳生，均背负山货，前来赶市。及销售后，以所得货价，易米归去。途经咸祥东□桥时，适有驻大嵩税警数人，身衣便服，巡查过此，因见二人负重疾走，疑系私盐，即喝令停止。周、叶二人，因时近中午，家内待米午餐，更因火□高张，距离家乡尚远，又因言语不通，不知彼等系查缉私盐，故仍疾走如前，因此益启税警之疑，遂连开两枪，向二人下体射击。二人中弹倒地，税警上前检视，见系食米，始知肇事，即不顾伤者死活，翩然而去。嗣后有乡人路过，乃代通知二人家属，抬至鄞县地方法院验伤一过，送入本埠华美医院医治。

【说 明】上述报道刊载于《申报》1936 年 8 月 17 日。

华美医院院务会议记录（1936.11.2）

November 2nd，晚七时，院务会议。

地点：汤医生住宅。

到会人数：汤医生、丁医生、马先生、郁先生、王女士、朱女士。

祈祷：郁先生。

报告：

丁医生：

1. 洪医生去北平参观并研究，由本院进修费项下支付 300.00，请追认。

2. 今年住院病人，至现在止，约多二百人，门诊病人约一千人。

3. 礼拜三下午照 X 光，每人取费定 2.00，凡教会学校如甬江、四明、三一、浙东、慕义等校来本院检查身体或 X 光暗室照 X 光等不取费用（暂定）。

4. 北门外长老会房子现暂由本院租来，每月租金 25.00，请追认。

郁先生报告：

1. 护士住宅水管油漆已修竣，约 150.00。

2. 老房子修理，约 170.00。

3. 纱窗修理上油，约 300.00。

4. 已租长老会房子修理完竣，电灯改四火表。

5. 修自来水管子。

什木料	21.08
铁条	56.82
水泥	86.80
石子沙泥	46.00
白铁管子	100.21

人工	133.68
漆及其他	9.25
义发兰	14.00
铺地黄泥	5.00
	总计 472.34 元

马先生报告：本院今年自正月起，至十月止，共多余约 7000.00，除已付各项修理及增加各用物费用外，尚余约 500.00 元。

讨论：

1. 北斗河做埠头，预算约须 300.00，未决定，明年再论。

2. 大门纱门冲平衡很响，设法免除，请郁先生设法。

3. 医师薪金膳费明年将增至 20000.00 元，请讨论。

散会九时四十分。

【说明】

（一）此记录失载年份，据相关文献当是 1936 年。

（二）此文献现藏于宁波市档案馆，编号：306-1-14。

华美医院俸金报告表（1936 年 11 月份）

一九三六年十一月俸金报告表（1936.11.25）

		姓名	俸金	姓名	俸金
医药部	医	丁立成	$200.00	冯家人	$6.00
	医	洪约翰	$155.00	冯家人	$7.00
	医	马友芳	$120.00	刘家人	$6.00
	医	刘贤良	$120.00	陈家人	$4.00
	医	李路加	$130.00	冯家人	$5.00
	医	黄景霞	$90.00	何家人	$4.00
	医	梁其容[一]	$65.00	朱家人	$4.50
	医	赖依环	$15.00	滕阿灿	$8.50
	医	叶照樵[二]	$15.00	仇孟振	$8.00
	医	王文彬	$15.00	舒小来	$10.00
	化	王南扬	$48.00	卢绪孝	$28.00
	医	王棠海	$20.00	卢绪申	$25.00
	医	郑真恩	$3.00		$249.00
	医	张家道	$35.00	陈家仁	$30.00
	护	郑其炳	$36.00	孙云林	$12.00
大厨房	护	王净政	$38.00	陈东财[五]	$14.00
	护	王应武	$35.00	冯阿有	$10.50
	护	戴芳岳	$33.00	葛米盐	$8.50
	护	朱旭东	$43.00	张阿根	$8.50

		姓名	俸金		姓名	俸金
医药部	护	翁美月（越）[三]	$20.00	管理部	舒阿三	$7.00
	护	徐恩灵（霖）[四]	$20.00			$90.50
	护	李美卿	$20.00		马时飏	$80.00
	护	杨秀兰	$25.00		洪兰生	$50.00
	药	陈恩德	$51.00		倪素琴	$25.00
			$1352.00		洪兆藩	$15.00
工作部		奚大根	$13.00			$170.00
		张升满	$12.00	维持修理部	郁云卿	$65.00
		张文政	$12.00		董阿桂（贵）	$10.00
		戴顺昌	$5.50		童春兰	$11.50
		朱信息	$8.50		沈余来	$20.00
		冯志荣	$8.50		王荣金	$16.00
		高孝魁（奎）	$8.00			$122.50
		舒文明	$9.00	公益部	董秀云	$45.00
		白阿艮（银）	$8.00		周云青	$35.00
		傅槐章	$8.50		严涤	$25.00
		陈小宝	$8.50			$105.00
		袁金水	$10.00	总数	俸金	$1998.50
		王和福	$12.50			
		董彼得	$9.00	附注		

【校记与考释】

〔一〕"梁其容"，亦见写作"梁琪容"，以上诸名均指同一人，下同，不另出校。

〔二〕"叶照樵"，亦见写作"叶昭樵"，以上诸名均指同一人，下同，不另出校。

〔三〕"月"，据相关文献校作"越"，下同，不另出校。

〔四〕"灵"，据相关文献校作"霖"，下同，不另出校。

〔五〕"陈东财"，亦见写作"陈东才"，以上诸名均指同一人，下同，不另出校。

【说明】现存《华美医院俸金报告表（1936年1—11月份）》，限于篇幅，此处仅收录是年11月份作参考，此文献现藏于宁波市档案馆，编号：306-1-14。

华美医院膳金报告表（1936 年 11 月份）

一九三六年十一月膳金报告表（1936.11.30）

	姓名	膳金		姓名	膳金
	叶照樵	$5.40		何玉英	$5.40
	王文彬	$5.40		金亚珍	$5.40
	赖依环	$5.40		张美珠	$5.40
	梁其容	$5.40	医药部	夏德意〔一八〕	$5.40
	王棠海	$5.40		沈定香	$5.40
	郑真恩	$5.40		陈嘉下	$5.40
	冯秦（忠）琦〔一〕	$5.40			$358.20
	陈开荣〔二〕	$5.40		冯小珠	$5.40
	张家道	$5.40		冯阿英	$5.40
	王净政	$7.20		刘阿妈	$5.40
医药部	王应武	$5.40		阿友嫂	$5.40
	戴芳岳	$5.40		毛阿妈	$5.40
	郑其炳	$1.80	工作部	明贤嫂〔一九〕	$5.40
	朱旭东	$5.40		冯阿妈	$5.40
	徐恩灵（霖）	$5.40		冯思雄	$5.40
	翁美月（越）	$5.40		高小（孝）魁（奎）	$5.40
	李美卿	$5.40		张升满	$5.40
	杨秀兰	$7.20		傅阿章	$5.40
	杨望信〔三〕	$5.40		朱信息	$5.40

	姓名	膳金		姓名	膳金
医药部	刁作勤	$5.40	工作部	许小来	$5.40
	王玉田	$5.40		张文政	$5.40
	华秀月	$5.40		戴顺昌	$5.40
	虞初真	$5.40		滕阿灿	$7.20
	张秀珠	$5.40		仇孟振	$5.40
	陈美香[四]	$5.40		白阿艮（银）	$5.40
	顾德美[五]	$7.20		陈小宝	$5.40
	王品珍	$5.40		王阿福	$5.40
	王霓仙[六]	$5.40		董彼得	$5.40
	高维清[七]	$5.40		奚大根	$5.40
	丁贞洁[八]	$5.40		舒文明	$7.20
	林静宜	$7.20		袁坤三	$5.40
	周桂英[九]	$5.40		刘有金[二〇]	$5.40
	汪雅仙	$5.40		吕道面[二一]	$5.40
	王杏妍[一〇]	$5.40		陈金泉	$5.40
	郑瑶芸[一一]	$5.40		袁金水	$5.40
	徐恩生	$5.40			$156.60
	陆金玲[一二]	$5.40	大厨房	陈家仁	$5.40
	林金华	$5.40		孙云林	$5.40
	顾蓓蒂	$5.40		陈东财	$5.40
	陈慧临[一三]	$5.40		冯阿友	$5.40
	刘广仁	$5.40		张阿根	$5.40

	姓名	膳金		姓名	膳金
医药部	周秀娟	$5.40	大厨房	葛米盐	$5.40
	李乃绥 [一四]	$5.40		舒阿三	$5.40
	胡巧芸 [一五]	$5.40			$37.80
	茹杏梅	$5.40	管理部	洪兰生	$1.80
	沈剑华 [一六]	$5.40		倪素琴	$5.40
	潘玉月	$7.20		洪兆藩	$5.40
	郭洒钦	$5.40			$12.60
	张华英	$5.40	维持修理部	童春兰	$5.40
	张素娥	$7.20		董阿桂（贵）	$5.40
	丁主定	$5.40		沈余来	$5.40
	黄荷香	$5.40		王荣金	$5.40
	马乐运 [一七]	$5.40			$21.60
	刘岭梅	$5.40	公益部	董秀云	$5.40
	孙宝娥	$5.40		周云青	$5.40
	张庆倾	$5.40		严涤	$5.40
	徐路得	$5.40			$16.20
	鲍美星	$5.40		病人 3590 人	$577.75
	龚淑如	$5.40	总数	膳金	$1180.75

附注：

马时飚、马忠洁膳费大厨房收讫。

【校记与考释】

〔一〕"秦"，据相关文献校作"忠"。

〔二〕"陈开荣"，亦见写作"陈恺荣""陈恺镛""陈恺雄""陈开镛"，以上诸名均指同一人，下同，不另出校。

〔三〕"杨望信"，亦见写作"杨亡信"，"亡"，系借"望"之部首代本字，相关处本书统一校作"望"，下同，不另出校。

〔四〕"陈美香"，亦见写作"陈梅香"，以上诸名均指同一人，下同，不另出校。

〔五〕"顾德美"，亦见写作"顾得美"，以上诸名均指同一人，下同，不另出校。

〔六〕"王霓仙"，亦见写作"王宜仙"，以上诸名均指同一人，下同，不另出校。

〔七〕"高维清"，亦见写作"高维卿""高维青""高维静"，以上诸名均指同一人，下同，不另出校。

〔八〕"丁贞洁"，亦见写作"丁贞吉"，以上诸名均指同一人，下同，不另出校。

〔九〕"周桂英"，亦见写作"周桂音"，以上诸名均指同一人，下同，不另出校。

〔一〇〕"王杏妍"，亦见写作"王杏研"，以上诸名均指同一人，下同，不另出校。

〔一一〕"郑瑶芸"，亦见写作"郑瑶云"，以上诸名均指同一人，下同，不另出校。

〔一二〕"陆金玲"，亦见写作"陆金林""陆金陵""陆镜陵""陆镜玲""陆珍玲"，以上诸名均指同一人，下同，不另出校。

〔一三〕"陈慧临"，亦见写作"陈慧灵""陈惠灵""陈惠临"，以上诸名均指同一人，下同，不另出校。

〔一四〕"李乃绥"，亦见写作"李乃媛"，以上诸名均指同一人，下同，不另出校。

〔一五〕"胡巧芸"，亦见写作"胡巧云"，以上诸名均指同一人，下同，不另出校。

〔一六〕"沈剑华"，亦见写作"沈建华"，以上诸名均指同一人，下同，不另出校。

〔一七〕"马乐运"，亦见写作"马乐云"，以上诸名均指同一人，下同，不另出校。

〔一八〕"夏德懿"，亦见写作"夏德意""夏得意""夏得懿"，以上诸名均指同一人，下同，不另出校。

〔一九〕"明贤嫂"，亦见写作"米盐嫂"，以上诸名均指同一人，下同，不另出校。

〔二〇〕"刘有金"，亦见写作"刘有斤""刘有镇""刘有振""刘又镇"，以上诸名均指同一人，下同，不另出校。

〔二一〕"吕道面"，亦见写作"吕道棉""吕道勉""吕道明""吕道铭"，一般写作"吕道绵"，以上诸名均指同一人，下同，不另出校。

【说 明】现存《华美医院膳金报告表（1936 年 1—11 月份）》，限于篇幅，此处仅收录是年 11 月份作参考，此文献现藏于宁波市档案馆，编号：306-1-14。

公共卫生工作统计表（1936年）

一、保健工作			
1. 产前访视		7	
2. 产后访视		7	
3. 新生儿访视		21	
4. 疾病访视		8	
			53
5. 婴儿卫生		41	
6. 沙眼矫正		6498（内，本院762）	
7. 体格检查			630
二、预防工作			
1. 试验	T. B.	76	187
	D.	96	
	S.	15	
2. 接种			1206
3. 注射	D.	12	2792
	S.	96	
	C.	599	
	T.	85	
三、宣传工作			
1. 母亲会			10
2. 儿童会			29
3. 班次谈话			192
4. 团体演讲			21
5. 候诊教育			132
6. 个人谈话			1343

【说明】

（一）此表见添注"Benjamin"。

（二）此文献现藏于宁波市档案馆，编号：306-1-14。

1937 年

华美医院院务会议记录（1937.1.19）

院务会议

一九三七年一月十九日晚七时四十分。

地点：黄女士住宅。

到会人数：丁院长、汤医生、洪医生、黄女士、马先生。

缺席者：朱旭东女士及郁云卿先生。

报告：

A. 丁院长报告：

1. 关于向圣公会购地经过。圣公会方面所有地契等均未完整，故仍请汤医生函 Mr. Bird 告以一俟地契整理完善后当再与商购。

2. 职员住宅建筑计划仍请汤、郁两先生继续负责进行之。

B. 洪约翰先生报告北平考察经过。十月三日动身到平后，即在眼科 Special Cause 进修六星期，实习一星期后，又在外科进修及考察约七星期，所得观感如下：

1. 门诊秩序极佳。

2. 外科器械均极清洁。

3. 各种大小手术均须病人加盖指印，比诸此间只用病人家属签字方法似更严密。

C. 丁医生报告一九三五年与一九三六年住院、门诊、割症、化验、X 光检查等比较，谓一九三六年中以上各项均较一九三五年各项有显著进步，其详见丁院长向董事会报告书中。

D. 通过预算。

【说明】此文献现藏于宁波市档案馆，编号：306-1-16。

华美医院董事会议程（1937.1.29）

中华民国廿六年一月廿九日

1. 推举董事会主席书记及职员

2. 宣读前次记录

3. 报告董事任期

4. 常务董事报告

5. 常务董事建议案

（1）经济报告及建议案

（2）请施医生回华美医院由董事会正式函请案

（3）Associated Mission Treasurer (A. M. T.) 基金报告

（4）医院职员住宅案

（5）丁医生赴美案

6. 院长报告

7. 会计报告

8. 通过预算

9. 推举查账员

10. 推举常务董事

11. 推选董事

12. 推选本院职员

13. 临时动议

14. 散会

Benjamin

Hwa Mei Hospital Agenda, January 29, 1937.

Raise question of increasing the capital fund.

【说明】此文献现藏于宁波市档案馆，编号：306-1-17。

毕业证明书存根（郑国梁）

证书存根

　　查学生郑国梁，系浙江省鄞县人，现年念（廿）岁，在本院化验技术人员训练班学习二年，考查成绩及格，准予毕业，特给此证。

宁波华美医院院长：丁立成

中华民国二十六年三月三十一日

【说明】

　　（一）此存根右侧见一行骑缝字号"化字第三号"，已被截为半字，骑缝字号处钤印一方，仅残一半印文，据相关文献可知，其印文为"宁波华美医院之章"。

　　（二）此文献现藏于宁波市档案馆，编号：306-1-16。

鸣谢华美医院赠送显微镜

　　本校自科学馆建筑完竣后，关于理化及生物仪器设备，先后尽量添置，力求完善。兹蒙华美医院惠赠显微镜一具，实验室中，充实不少全校师生无任感德，除嵩函道谢外，特此郑重鸣谢。

【说明】上述报道刊载于《宁波浙东中学校刊》1937年第2卷第5期。

高中学生举行体格检查

在华美医院个别 X 光照

本校平素对于学生体格之康健十分重视，卫生设备尚称完善，学生诊察室诊断器具十分完备，调养室亦力求整齐清洁，空气流通，光线充足，体育部日来举行高中体格检查，并请华美医院义务个别 X 光照。至昨日止，全部学生均已检查完竣，闻染有轻微肺病者有二人，校方拟设法使其医治云。

【说明】上述报道刊载于《宁波浙东中学校刊》1937 年第 2 卷第 5 期。

中华浸会百年来既往之医务事业（节选）

（高福林）

　　基督　　礼会在华之工作，首先就注重于医药事业……过了好多年之后，一直到了 1843 年，才有一位玛高温医生 Dr. D. J. Macgowan 到了香港，用了几月功夫去读中文，并与一位广东派克而医生 Dr. Peter Parker 来往，[一]以后就沿着中国海岸来到宁波，成为第一个长住宁波的西教士，于是就建设了华东教会，起初称为宁波西差会。很值得我们注意的一件事，就是他在宁波街上走来走去好几天，想找寻一所房子，但总是找寻不着，后有一位中国的绅士知道他是一位医生，想开设医院，帮忙病人，就很愿意给他一所好好的房子，并不要他出一个租钱。

　　……

　　在医药上一般开创的人所遇到的困难是什么呢？第一，我们所知道，差遣他们的团体，对于医务工作无切当的见解……

　　现在的宁波华美医院，牠全部的价值值二十余万元以上，再加有很多且有效力的职员，如医生、护士、试验员等等，这样的大医院，是我们北浸礼会值得夸耀的。但我在年幼的时候，我记得那个医院起初是很可怜的，为男病人，那时只有二十张病床，放在一间很不好中国的房子里。后来白医生 Dr. Barchet 及其助理觉得很快乐，因为用尽他们的心血，能得再加一间房子，其中可放十张病床，为女病人之用。差不多五十年以前，白医生 Dr. Barchet 离开宁波，兰医生 Dr. J. S. Grant 主理该院，[二]他用尽全身之力为该院服务，该院的进款是很微薄的，而仰求于差会帮助购买重要设备也是没有的，所有兰医生在正常职务之外，又去接受了海关上的医务工作，如此他每个月可以积存两百元，一直等到他积起了八千元，于是建造一所男病院，可以容积五十张病床。这笔款子在当时称为最大的款子，但是要注意，这个款子不是美浸礼会有钱的人所拨助的，乃是兰医生个人用汗血所得来的。在他正式工作之外，他又做了别人最好的朋友，更做病人的基督化的顾问，凡受他感动的人，都极力爱护他。当十年之前，他们募捐要造一个合式医院的时候，捐募的款是从前的病人与各界的朋友，下至平民，上至总统，无不乐意捐助的，捐数为十二万元。在他未逝世之前的几月，他自己很快乐的安放新屋的奠基石，这屋虽然不是依他的名字来做记念，其实没有他的爱心、忠心及牺牲的精神，是不能成功的。

……

第二个困难，我们所应当奋斗的，就是大体的百姓完全不懂近代医药的根本常识……其次像宁波的玛高温医生 Dr. Macgowan 很注意使民众知道近代医药及医药范围内的常识，如用影灯演讲，并表演解剖学、生理学、化学、物理学、天文学等等的模型。对于此事，玛医生曾说："单是实施内外科的技术，并不是医药界的西教士所最要紧的工作。最要紧的是要他去教授本地医生，得到解剖学和生理学的学识，并且给他们实习的工作，用华文来教授他们其余的附属科学。如此而行，我们的事业在中国能得良好的成效。"……

【校记与考释】

〔一〕"派克而"，一般写作"伯驾"，美国首位来华医疗传教士，广州博济医院创始人。

〔二〕"S."，原写作"A"，径改。

【说明】上述内容系高福林于中华浸会百周年纪念大会演讲词，刊载于《真光杂志》1937年第36卷第3号。

华美护校董事会章程

校董会章程

1937 年 4 月 14 日修改

1. 定名：本会定名鄞县私立华美高级护士学校校董会。

2. 宗旨：本会秉承创办人之意旨，根据教育部之定章经办本护士学校为目的。

3. 董事数额：本董事会人数规定九人，其中华董至少须六人。

4. 任期：本会董事任期分为一年、二年、三年三组，用抽签法决定之。如有中途离职者，得另选递补，以原任校董之任期为任期，任期满后连选得连任。

5. 职员：本会设主席一人，书记一人，及司库一人，任期为一年，于每年年会时选举之。以主席、书记及司库为常务委员会。

6. 职权：本校董之职权在左：

（1）经费之筹划。

（2）预算、决算之审核。

（3）财产之保管。

（4）财务之监察。

【说明】此文献现藏于宁波市档案馆，编号：306-1-16。

华美医院院务会议记录（1937.5.6）

May 6，1937，院务会议。

到会人数：丁医师、汤医师、洪医师、马先生、郁先生、王女士、朱女士。

地点：医院图书室。

主席：丁院长。

祈祷：郁先生。

报告：丁院长报告：

1.院董会会议决议案。由马先生宣读院董会记录，如文略。请任医师为本院院董，今年起。

2.改造厨房。由汤、郁二位计划，现未完工。马先生报告本院经济。现在本院共余洋约7000.00，但其中四千多元由去年余存，又1600.00，丁医师薪金部份，实际自正月至四月本院余存洋仅一千元。

讨论：丁医师提：

1.职员住宅、工人住宅，另行盖造，决议由汤、郁、马三位医师计划进行。

2.隔离病老旧，恐倒，想再拆造，决议提交院董会讨论进行。

3.礼拜堂改为包房间，礼拜时另换地点，未决定，暂搁。

4.洗衣间计划修改，决请汤医师、郁先生继续进行，待报告后，再行讨论。

5.现老房子职员住宅拟改为病房，未决定，暂搁。

6.护校向教育部请求补助金，提院董会讨论，但先呈教部之请求信先行发出。

7.王文彬医师、叶医师、赖医师三人六月底满期，[一]赖医生将去日本，叶医师仍留本院，王医师未定，[二]梁医师七月底满关约，[三]皆决再续一年，李医师九月满关约，决不续请。

8. 圣公会仁泽医院地基，请汤医师答复 Mr. Bird。

9. 修改本院章程，门诊规则已多改变，拟于六月登报声明，七月一日实行。详章程内。

10. 郁先生提出做蓬布窗簾，约 100.00，决照做。

11. 王女士提出，护宅要添买新床四只，决照购，价约暂定 60.00。

12. 教会学校学生检查身体时之收费事项，马先生提议，但暂搁。

13. 黄师母见习事，未议决。

14. 将有三个见习医师于暑时来院，现未确定。

十时二十分散会。

Florence Chu

【校记与考释】

〔一〕"叶医师"，叶照樵，下同，不另出校；"赖医师"，赖依环。

〔二〕"王医师"，王文彬。

〔三〕"梁医师"，梁其容。

【说明】此文献现藏于宁波市档案馆，编号：306-1-16。

华美医院院务会议记录（1937.5.29）

院务会议

May 29，1937。

地点：图书室。

到会人数：汤医师、丁医师、洪医师、马先生、郁先生、王女士、朱女士。

祈祷：丁医师。

报告：丁院长报告董事会之议决案。

1. 盖造职员住宅洋房五层，造费暂定 11500.00。

2. 老医院修理后全改为病房，约需修费数百元。

3. 医院章程上次修改后略有变更，即门诊处号金之规定，现改为除礼拜一、三、五以外每日门诊号金二角，凡礼拜一、三、五则取号金五分，礼拜日照前议，取号金 1.00。

4. 护士学校向教育部请求补助金，未议决，暂搁。

5. 请马先生写信答谢交通银行，行员来院帮同对账之事。

6. 医院稼具用品一律记账，暑期请任整理。

7. 关系盖造职员住宅之事，已由院董会议决者，请吴医师通知汤灵生先生。

8. 施医师住宅暂仍，再向差会借住一年。

提案：

1. 张家道先生来信要求先医院进修项下每年借洋 150.00，共借六年，以做进修医科之用。议决：照准。

九时一刻散会。

Florence Chu

【说明】此文献现藏于宁波市档案馆，编号：306-1-16。

中华基督教浙沪浸礼议会医药事业委员会集会记录（1937.6.15）

议会医药事业委员会集会纪录

地点：上海圆明园路 169 号。

日期：六月十五日上午十时半。

出席委员：鲍哲庆（主席）、胡美、劳合理、高福林、[一]梁翏鹏、差会代理干事韩森。

缺席委员：应元岳、丁立成、王美德。

……

三、建议议会执委会与支差会执行部于高医生例假回国期内，准由华美医院西教士医师中调遣一人至绍兴福康医院服务。

……

主席：鲍哲庆。

代理书记：韩森。

【校记与考释】

[一]"高福林"及下文"高医生"，Francis Wayland Goddard，1877–?，高雪山（Josiah Ripley Goddard，1840—1913）次子，高德（Josiah Goddard，1813—1854）孙子，绍兴福康医院创始人。

【说明】上述记录刊载于《普福钟》1937 年 11 月（第 2 卷第 11 期）。

宁波华美医院为修改门诊章则启事

本院自八月一日起实行下列新章则，幸希各界注意：

一、门诊除星期日外每日上午十时至十二时，星期一、三、五挂号费每人大洋五分，星期二、四、六挂号费每人大洋一角，药资另付。

二、星期日门诊为上午十一时至十二时，号金一律国币一元，倘遇贫民急症特别减免。

三、除门诊时间外，病人欲挂特别号者，其挂号费初诊国币二元，复诊国币一元。

四、门诊时间挂号者，须先入待诊室候诊，诊治次第以筹号先后为序，不得□越。

五、每星期三日下午二时至三（？）时为婴儿健康检查、产前诊查及肺部爱克司光透视，每人挂号大洋五分，爱克司光透视费另付。

六、每星期五日下午二时至三时为眼科配光检查及爱克司光皮肤治疗，每人挂号大洋五分，爱克司光费每次二至十元，验光费每人五元。

七、诊病时间专以诊治疾病为限，倘欲检查体格，须挂特别号，一切爱克司光及化验等费按章另付。

【说明】上述报道刊载于《时事公报》1937 年 7 月 3 日。

霍乱粪便首次化验

　　据报宁波发生霍乱，病者粪便特饬寄沪，化验结果明日发表。

　　海港检疫处据报，以宁波港在上周间曾发现霍乱病者，极为重视。惟以宁波并无化验霍乱之血清设备。究属是否，殊难肯定。故特由当地华美医院将病者之粪便，用冻水保持寄沪，送请该处化验。检疫处对于此事极为重视，特饬该处吴淞第二医院医师伯力士化验，据该处表示，化验结果已定本星期六日发表。该处又表示，上海港现在极为安全，并无霍乱发现。

【说明】上述报道刊载于《申报》1937年7月23日。

粪便化验结果并非真性霍乱

海港检疫处化验发表，本埠伤寒症颇见猖獗

海港检疫处今年首次霍乱病菌化验，已于昨日发表，并非真性霍乱，足证今年全国迄无霍乱发现。兹探录其情形如次：海港检疫处据报宁波港发现霍乱，唯是否属实，须经化验，故即饬该地华美医院将病者粪便，用冻水保持，函封寄沪，该处即交由所属之吴淞第二医院化验，当经该院医师伯力士，化验结果昨日下午已经发表，并非真性霍乱。至宁波所以疑系真性，当由临床极其类似所致。又据海港检疫处发表，最近一周间，本埠伤寒症颇见猖獗，死亡率殊高……

【说明】上述报道刊载于《申报》1937 年 7 月 25 日。

华美医院院务会议记录（1937.8.14）

院务会议

日期：八月十四日晚七时。

地点：X 光室。

到会人数：丁医师、汤医师、洪医师、郁先生、马先生、朱女士。

主席：丁院长。

祈祷：郁先生。

报告：丁院长：

1. 地井以藏药物之用，工成完毕。

2. 修理厨房完毕，费约 1400.00。

3. 五层楼药物已遣至一层楼储藏室。

4. 本院担任后防医院，地点就是东门街以北及西大路西门外全区，并任北郊路救护。

5. 现已买就米七十石，煤 100 顿（吨）。[一]

讨论提案（非常时期）如下：

1. 本院职员及学生不得请假。议决：照准。

2. 本院职员及学生在紧急时虽在休息时间，亦当上班。

3. 四层楼及产科，女病房病人将暂遣至礼拜堂，礼拜堂由郁先生设计预备。

4. 四层楼走廊及数房间内放沙泥袋。

5. 本院及各职员住宅、护士住宅等各放半只铅桶大小之桶，内盛泥沙于屋之四周。

6. 每晚六时半熄灯，护士以手电筒代用，护士台上在需要时可燃蜡烛，总夜班晚六时上班。

7. 棉花、纱布、火酒、橡皮膏均存货不多，请各部工作人员用时俭省。

8. 洗疮用之棉球以 Normal Saline 代醇。

9. 由医师及他职员轮流直夜专管警报。

10. 多买沙袋、沙泥、铅皮桶。

11. 以升汞、来苏代火酒洗手。

Florence Chu

【校记】

　〔一〕"顿"，据文义校作"吨"。

【说明】 此文献现藏于宁波市档案馆，编号：306-1-16。

华美医院院务会议记录（1937.9.2）

院务会议

日期：九月二日。

到会者：丁院长、汤医师、洪医师、马先生、郁先生、朱女士。

讨论事项：

1. 护生在国难时期请假离院事。

2. 职员离事。

3. 护士学校紧急处置之事项。

议决事项：

1. 对于护士回家之事：

A. 医院方面希望全体护士继续在院服务。

B. 倘若学生个人或家族有不得已事故，必须离院者，则随时可以离院。

C. 对于尚在医院之学生，其应有之假期一律暂停，其应得之日期待下学期假期时补给或毕业时日期减少。

2. 薪给之职员若在此急难时期离院者，作退职论。

3. 对于护士学校急难时期之行政方面主持事项，组织小委办四人共同负责处理之。小委办：严涤、倪素琴、朱旭东、郁云卿、院长为当然委员。

Florence Chu

【说明】此文献现藏于宁波市档案馆，编号：306-1-16。

华美医院院务会议记录（1937.10.14）

院务会议

日期：十月十四日晚八时。

地址：图书室。

到会者：丁院长、汤医生、施医生、洪医生、马先生、郁先生、王女士、朱女士。

祷告：丁医生。

读上次会议记录：朱女士。

报告事项：

丁医生报告：

1. 时疫医院共有病人 1640。

2. 治愈者 95% 以上。

3. 时院用费共用去 $800.00。其中由时疫医院奉还本院用去之药费与用品、药物、盐水 $865.11。

马先生报告：

1. 本年自正月至九月底止，结余洋 $796.00。

2. 本年正月至九月底止，共付药费 $15000.00。

郁先生报告：

买来坟砖共廿四万块，共付洋 $1492.31。

讨论事项：

1. 李女士与包女士请假回家之事。现议决：写信给包女士，请其不必来院工作，因路上危险，本院另请他人。写信给李女士，请其于假满来院工作，倘假满未来，则本院另请他人。

2. 职员夜班现暂由夜班男仆值班，有事快通知各方。

3. 产科与 C 女病房。议决：仍迁旧地，惟四层楼不住病人。

4.宁波基督教协会选派本院代表二人。议决：丁院长与严涤女士为代表。

5.改良厨房。议决：请汤医生随时计划监督。请严涤女士每间一晚教全体厨役卫生常识。请陆女士加紧监督。[一]

6.施医生工作仍照旧，十一月一日起接管海关医务。

7.征募救国公债。议决：凡医院职员每月抽出一日薪金购买救国公债，直至战争停止，请马先生向各职员接洽。

8.护士部小组委员会因王女士已回院，故即取消。

Florence Chu

【考释】

［一］"陆女士"，陆镜玲。

【说明】此文献现藏于宁波市档案馆，编号：306-1-16。

中华基督教浙沪浸礼议会执行委员会常务委员会记录（1937.10.15）

议会执行委员会常务委员会纪录

日期：十月十五日上午十时。

地点：绍兴柔遯弄邬宅。

出席者：委员徐佐青、蒋德恩、戚伟英，顾问邬福安、裴德生。[一]

列席者：陈肯堂、聂士麦、[二]鲍哲庆。

主席：徐佐青。

书记：蒋德恩。

先由主席请陈牧师祈祷后开会。

一、报告事项

......

（三）议会学校及医院之近况。

（四）绍兴强华工艺社之近况。

（五）西教士与中国同工之近况。

施医生、艾小姐均已回华，葛女士亦在甬，暂不回美。中国同工毕镐英、姚美友均已赴美，惟周觉昧女士仍回弘道任职。又其他西教士，除二人家眷外，其余男女人员，虽有战事，仍在各区工作如常。

......

二、讨论事项

（一）关于议会事宜者

......

37109：非常时期议会机关之更变秩序与政策案。议决：在非常时期，凡议会属下之教会、学校、医院、工艺社等机关，倘遇行政政策或经济或产业等变更时，必须于执行前报告议会总干事备案。

（二）关于工作人员者

37110：在非常时期，议会内之西教士均报牺牲精神，自动回到议会各区，照常工作，并与中国同工共赴患难案。议决：对西教士之牺牲与服务精神表示钦感。

……

（三）关于布道事宜者

……

37113：委派非常时期各区特委案。议决：委派如下：

宁区吴志新（召集人）、丁立成、胡洪民、戚启运、裴雅民。

……

（六）关于医药事业者

……

37122：非常时期议会医院服务方针案。议决：应请各院先行定夺，在可能范围内能收容伤兵之数目报告当地机关，又经济方面亦应先与地方上有所接洽，以免临时为难。

……

【校记与考释】

〔一〕"邬福安"，A. F. Ufford；"裴德生"，Ellen J. Peterson，下同，不另出校。

〔二〕"聂士麦"，A. I. Nasmith，下同，不另出校。

【说明】上述记录刊载于《普福钟》1937 年 11 月第 2 卷第 11 期。

中华基督教浙沪浸礼议会非常时期特别委员会记录
（1937.10.27）

议会非常时期特委会纪录

日期：十月二十七日下午三时。

地点：杭州珍珠巷议会办公处。

出席者：徐佐青、葛烈腾、[一] 周觉昧、鲍哲庆。

主席：徐佐青。

书记：鲍哲庆。

一、报告事项

……

二、讨论事项

……

37128：据总干事报告，最近收到华东支差会代表之来信，提及议会所借用之学校、医院与教会产业，应预为设法加以保护。又据差会驻杭产业委员会声称，为保护产业之安全计，可否由差会出面在现有产业上悬挂美国旗以资识别案。议决：因现有产业之一部份系议会向美差会租借使用，故差会方面为保护产权起见，如欲悬挂美国旗应由差会斟酌情形，负责办理之。

【校记与考释】

[一]"葛烈腾"，E. H. Clayton，下同，不另出校。

【说明】上述记录刊载于《普福钟》1937 年 11 月第 2 卷第 11 期。

宁波骆璜律师代表任莘耕君招买洋房
购买救国公债启事

据上开当事人任君面称，夙前余服务医界，在宁波华美医院垂二十余年，随后友人劝余自设诊所，爰于廿二年，余将所积，在江北岸玛瑙路购置基地二亩许，建造洋式诊所及住宅，奈计划过大，超出预算，又承好友慨允借贷以成，无如来年社会经济衰落，以致所负债务迄未偿还。殆今暴日侵国，若非毁家抒（纾）难，[一] 何以保我民族，故决意将上述洋房与基地一并出卖。卖得之价，除清偿债务外，所余全购救国公债，既全友谊，兼表爱国，特请贵律师登报招买等语。查任君服务医界，阙功至伟，致力社会事业尤博人称，今更毁家抒（纾）难，为人先倡，其志足以钦佩，必能邀人同情。况宁波地处后方，社会安宁，而上述住宅装修陈设更极完备，堪称高尚住所者，一举两得，善莫大焉。据兹前情，特代启事如左。

通讯处：宁波江北岸玛瑙路骆璜律师事务所，或先投函上海环龙路花园别墅十三号李贤影君处转递。

【校记】

〔一〕"抒"，据文义校作"纾"，下同，不另出校。

【说明】上述报道刊载于《申报》1937 年 11 月 11—13 日。

敌机五架昨袭甬，江北区损害惨重

肆虐逾三小时，连投二十余弹，毁我交通机关，杀我无辜民众，死伤百余人，起火四处，毁屋百间。

……

华美医院：韩韫征，年十七岁，男，伤头部。韩光洪，年十三岁，男，伤头部。徐阿雅，年十九岁，女，伤头部。以上住玛瑙路三十二号。张人骏，年二十五岁，男，伤头臀足，交通银行职员。赵龙瑜，年二十二岁，男，背脊骨折断，受机枪射伤，住市心桥四号，因访友罹难，生命甚危。任海祥妻，年三十岁，女，伤全身，住纪家弄。

……

【说明】上述报道刊载于《时事公报》1937 年 11 月 13 日。

华美医院院务会议记录（1937.11.16）

院务会议

日期：November 16，1937，晚七时。

地点：汤医师住宅。

到会者：丁院长、汤医师、施医师、洪医师、马先生、郁先生、王女士、朱女士。

书记读上次记录：朱女士。

报告：丁院长：

1. 本院担任基督教协会关系难民收容所病人之医务方面，对于医药费暂由医院代付。

2. 曾先生、戴先生二人已离院。

讨论事项：

1. 伤病医院、难民收容所医药各费请汤医师、马先生计划规定预算表交柯先生、斐（裴）先生讨论。

2. 护士学校授课暂停二星期。

3. 紧急时候本院将如何处置：

a. 目下照旧维持原状。

b. 倘甬地发生战事或日兵上岸，则全体职员暂避乡下，先请马先生去预备房子。

c. 职员薪工倘有需用时，工友方面向郁先生商量预付一二月，职员则向丁医师商量预付一二月。

d. 倘本院职员都避乡下后，院内物品之保管事项由汤、施、斐诸先生计划。

散会，十时。

Florence Chu

【说明】此文献现藏于宁波市档案馆，编号：306-1-16。

华美医院院务会议记录（1937.12.15）

院务会议

日期：一九三七年十二月十五日。

地点：汤默思住宅。

到会者：丁院长、汤医生、洪医生、郁先生、韩女士、王女士、马先生。

报告：

A. 丁院长：

1. 常务董事开会经过。

2. 朱旭东女士辞职案。

3. 施乃德医师去绍兴案。

B. 韩女士：

1. 扶病车已捐得，并已将的款存储上海。

2. 在美时，曾到各处讲演，并参观各地医院。

讨论事项：

万一时局转紧，本院同人将如何应变案。议决：必要时暂时迁避乡村，至韩、王两女士应否留院工作。一层应由上海"差会应付事变委员会"决定之，迁乡时之工作分配如下：

（1）计船装箱等，由郁先生负责。

（2）厨房碗碟等，则由张君加道帮同厨房管理员负责整理之。

【说明】此文献现藏于宁波市档案馆，编号：306-1-16。

华美医院俸金房金报告表（1937年12月份）

一九三七〔年〕十二月俸金及房金报告表（1937.12.25）

	姓名	俸金	房金		姓名	俸金	房金
医药部	丁立成	$200.00			冯志荣	$9.00	
	洪约翰	$170.00			舒文明	$9.50	
	马友芳	$120.00			白阿艮（银）	$8.50	
	刘贤良	$100.00	$20.00		陈小宝	$9.50	
	黄景霞	$90.00			袁金水	$10.00	
	王南扬	$50.00			王和福	$13.50	
	郑真恩	$10.00			董彼得	$9.50	
	张家道	$40.00			冯家人	$7.50	
	陆秀章	$25.00			刘家人	$6.50	
	陈恩德	$56.00			张调玉	$4.00	
	郑其炳	$36.00			冯家人	$5.50	
	王净政	$35.00			何家人	$4.50	
	杨望信	$10.00			朱家人	$4.50	
	陈洁雅[一]	$25.00			舒小来	$10.50	
	杨志新	$23.00			滕调灿	$9.00	
	王品珍	$3.00			仇孟振	$8.50	
	高维清	$3.00			卢绪孝	$29.00	
	周桂英	$3.00			卢绪申	$26.00	
	金亚珍	$3.00				$240.50	
	郑瑶芸	$3.00		大厨房	陆镜玲	$20.00	
	潘秀玉	$3.00			陈东财	$16.00	
	胡巧芸	$3.00			孙荣林[三]	$12.50	
	沈剑华	$3.00			冯调友	$11.00	
	郭洒钦	$3.00			葛米盐	$9.00	

	姓名	俸金	房金		姓名	俸金	房金
医药部	张华英	$3.00		大厨房	张调根	$9.00	
	黄荷清	$3.00			舒调三	$7.50	
	刘岭梅	$3.00			李汉林〔四〕	$5.00	
	徐路得	$3.00				$90.00 OK	
	张美珠	$3.00		管理部	洪兰孙	$40.00	$10.00
	夏德懿	$3.00			洪兆藩	$20.00	
	沈定香	$3.00			倪素琴	$33.00	
	龚淑如	$3.00			马时飏	$90.00	
	鲍祝奉	$25.00				$183.00	$10.00
	顾德美	$3.00		维持修理部	郁云卿	$70.00	
	李乃绥	$3.00			沈余来	$20.00	
	茹杏梅	$3.00			童春兰	$12.50	
	孙宝娥	$3.00			董调桂	$10.50	
	张□仙	$3.00				$113.00 OK	
	虞楚珍〔二〕	$3.00		公益部	周云青	$35.00	
	陈美香	$3.00			董秀云	$45.00	
		$1087.50	$20.00 OK			$80.00 OK	
工作部	奚大根	$14.00			房金		$30.00
	张升满	$13.00			俸金	$1703.50	
	张文政	$13.00			总数	$1733.50 OK	
	戴顺昌	$6.50			附注	5 男，8 女，工 24。	
	朱信息	$9.00					

【校记与考释】

〔一〕"陈洁雅"，亦见写作"陈吉雅"，以上诸名均指同一人，下同，不另出校。

〔二〕"虞楚珍"，亦见写作"虞礎珍""虞初真""虞初珍"，以上诸名均指同一人，下同，不另出校。

〔三〕"孙荣林"，亦见写作"孙云林"，两存之，疑以上诸名均指同一人，下同，不另出校。

〔四〕"李汉林"，亦见写作"李汉琳"，以上诸名均指同一人，下同，不另出校。

【说 明】现存《华美医院俸金房金报告表（1937 年 1—12 月份）》，限于篇幅，此处仅收录是年 12 月份作参考，此文献现藏于宁波市档案馆，编号：306-1-16。

华美医院膳金报告表（1937 年 12 月份）

一九三七〔年〕十二月份膳金报告表（1937.12.31）

	姓名	膳金		姓名	膳金	附注
医药部	张家道	$8.37		张信茂	$8.37	
	陆秀章	$8.37		朱信息	$8.37	
	王净政	$8.37		舒小来	$8.37	
	郑其炳	$2.70		张文政	$8.37	
	王品珍	$8.37		戴顺昌	$8.37	
	高维青	$8.37		仇孟增	$8.37	
	周桂英	$8.37		白谒艮（银）	$8.37	
	郑瑶芸	$8.37		陈小宝	$8.37	
	潘秀玉	$8.37		吕道明	$8.37	
	胡巧芸	$8.37		车子阿四	$8.37	
	沈建华	$8.37		王和福	$8.37	
	郭洒钦	$8.37		刘家人	$8.37	
	张华英	$8.37		金阿妈	$8.37	
	黄荷清	$8.37		冯家妈	$8.37	
	刘岭梅	$8.37		冯小珠	$8.37	
	徐路得	$8.37		谢阿妈	$8.37	
	张美珠	$8.37		董彼得	$11.07	
	夏德懿	$8.37		滕阿灿	$11.07	
	沈定香	$8.37		冯志雄	$11.07	
	丁玉辉	$8.37		新房子婆婆[三]	$8.37	
	杨亡（望）信	$8.37			$234.09	
	陈洁雅	$8.37	大厨房	陆镜玲	$8.37	
	林静宜	$8.37		陈东财	$8.37	
	顾德美	$8.37		冯阿友	$8.37	

续表

姓名	膳金		姓名	膳金	附注
徐亚先[一]	$8.37	大厨房	葛米盐	$8.37	
鲍祝奉	$8.37		李汉琳	$8.37	
李美云[二]	$8.37		舒阿三	$8.37	
陈美香	$8.37		孙云林	$8.37	
孙宝娥	$8.37		病人1736	$552.26	
杨志新	$8.37			$610.85	
张庆倾	$8.37	维持修理部	童春兰	$8.37	
龚淑如	$11.07		董阿桂（贵）	$8.37	
金亚珍	$11.07		沈余来	$8.37	
虞楚珍	$11.07		王金荣	$8.37	替工
茹杏梅	$11.07			$33.48	
	$298.08	管理部	洪兰生	$2.70	
奚大根	$8.37		洪兆藩	$8.37	
李更来	$8.37		倪素琴	$8.37	
舒文明	$8.37			$19.44	
袁坤山	$8.37	公益部	周云青	$8.37	
袁金水	$8.37		董秀云	$8.37	
刘有镇	$8.37			$16.74	
吴阿品	$8.37	总数	膳金	$1212.68	

（左侧上段为"医药部"，下段为"工作部"）

【校记与考释】

〔一〕"徐亚先"，亦见写作"徐亚仙"，以上诸名均指同一人，下同，不另出校。

〔二〕"李美云"，亦见写作"李梅云"，以上诸名均指同一人，下同，不另出校。

〔三〕"新房子婆婆"，亦见写作"新房子老婆婆""新房婆婆""新房子阿妈"，以上诸名均指同一人，下同，不另出校。

【说 明】现存《华美医院膳金报告表（1937 年 1—12 月份）》，限于篇幅，此处仅收录是年 12 月份作参考，此文献现藏于宁波市档案馆，编号：306-1-16。

1938 年

华美医院院务会议记录（1938.5.10）

院务会议

日期：五月十日。

地点：医院图书室。

到会者：汤院长、丁医生、洪约翰医生、韩女士、郁先生、陈树汉先生、马先生。

祈祷：丁医生。

报告：由汤医生致辞欢迎陈树汉君加入本会。

讨论：一九三八年预算草案。

至十时散会。

【说明】

（一）此记录失载年份，据相关文献当是 1938 年。

（二）此文献现藏于宁波市档案馆，编号：306-1-16，误编入 1937 年卷宗，应编入 1938 年卷宗。

华美医院院务会议记录（1938.5.23）

院务会议

日期：五月廿三日。

地点：医院图书室。

到会者：汤院长、丁医生、洪医生、郁先生、陈树汉先生、韩女士、马先生。

讨论：由韩女士报告：

1. 工役工作欠勤谨。

2. 病人未能遵守院章。

3. 护士请求在饮食室代煮牛奶等。

决议：

1. 请陈树汉、张加道、马时飓三君拟定"住院病人须知"几条，俟下次开会审核决定之。

2. 请陈、郁两先生负责管理工役，并拟定工作细则，交本会审核之。

3. 护士请求煮奶事，照准。

【说明】

（一）此记录失载年份，据相关文献当是 1938 年。

（二）此文献现藏于宁波市档案馆，编号：306-1-16，误编入 1937年卷宗，应编入 1938 年卷宗。

华美医院院务会议记录（1938.6.8）

院务会议

日期：六月八日下午四时。

地点：韩女士住宅。

到会者：汤、丁、洪、郁、陈、韩女士、马等七人。

祈祷：陈先生。

报告：

1.首由马先生逐条宣读所拟就之"病房细则"，经一一修正后通过。

2.继由汤先生报告郁先生来函，呈请本会准许辞去管理工役案。决议：凡与病房工作之有关工役，此后由护士部管理之，其余仍由郁先生继续负责。

散会，七时。

【说明】

（一）此记录失载年份，据相关文献当是 1938 年。

（二）此文献现藏于宁波市档案馆，编号：306-1-16，误编入 1937 年卷宗，应编入 1938 年卷宗。

武岭学校蒋友枟赴华美医院实习病理化验之介绍信

敬启者：

敝校附设医院职员蒋友枟，曾经傅方来主任商请，先生许可，准予至贵院实习病理化验，逖听之余，无任感佩。兹特遣其趋前，于八月一日起开始实地练习，以求深造。所有应纳膳金交由该员面缴，预付半年（二十七年八月起，至二十八年一月份止），计国币三十六元。至请察收，擎据见后，特肃函笺，用作介证，敬希查照为荷。

此敬

宁波华美医院

丁院长立成

奉化溪口武岭学校敬启

七、卅一

武岭学校，奉化溪口

【说明】此文献现藏于宁波市档案馆，编号：306-1-18。

华美医院收到武岭学校蒋友杙膳金收据

宁波华美医院

Hwa Mei Hospital

American Baptist Mission

Ningpo, China

今收到武岭学校付来蒋友杙君（二十七年八月起，至二十八年一月止），在敝院实习病理化验期间，六个月膳金计国币三十六元正。

此据

中华民国二十七年八月二日

华美医院

【说明】此文献现藏于宁波市档案馆，编号：306-1-18。

华美医院院务会议记录（1938.8.17）

院务会议

日期：八月十七日。

地点：图书室。

到会者：汤院长、丁医生、洪医生、郁先生、陈先生、韩女士及马先生等七人。

报告：由丁医生报告吴涵秋先生愿意出租国医学校房产作为开设疗养医院用，为期暂定六个月，如需延长，届时看情形再说。

讨论：

1. 兹事重大，其详提交董事部讨论之。

2. 经费方面亦请该会核夺。

【说明】

（一）此记录失载年份，据相关文献当是 1938 年。

（二）此文献现藏于宁波市档案馆，编号：306-1-16，误编入 1937 年卷宗，应编入 1938 年卷宗。

宁波浙东中学卫生概况

卫生概况

　　本校医务室前曾会同华美医院检查学生身体，经爱克斯光查验，发觉有肺结核者七人，已分别饬其回家休养，须停止剧烈运动者三十一人，须停止普通运动者六十五人，须完全停止运动者七人。除通知体育部加以注意外，并令各该生等善事调养，多吃富有营养性之食品。又患沙眼者近百人，几占全校三分之一。时入深秋，疟疾未止，感冒又成时令病。闻俞熊飞先生在卫生课上大讲其预防方法，一面在加紧治疗，以求团体之健康云。

【说明】上述报道刊载于《宁波浙东中学校刊》1938年第3卷第5—6期。

华美医院院务会议记录（1938.12.9）

院务会议

日期：十二月九日夜八时。

地点：汤默思君住宅。

到会者：汤医生、丁医生、洪医生、陈树汉君、韩女士、郁先生及马先生等七人。

祈祷开会：汤医生。

报告事项：

首由汤医生报告开会程序。

继由马先生报告本院经济状况，并建议院董会再由本年经常费余款内拨出两千元作为添置修理费之用。此外，又请求账房间再添一名新的工作人员。

韩女士报告：

1. 陆金陵护士辞职案。

2. 公共卫生预算及工作等。

讨论事项：

1. 洪兆藩君因系壮丁，须被征入伍，刻（？）因政府有"缴缓役金"规定，拟请本院酌予帮忙，应否照准案。议决：此事因将来援例人太多，未便由院方特别相助，暂请洪君设法自己谋划之。

2. 老洪先生已因体弱离职，[一] 本院应否体念洪君十数年辛劳，在离职期内应否将薪金照发案。议决：向院董建议下列二点，请任择一项：

（1）发全薪一年，五十元算。

（2）半薪至洪君终老时。

3. 院中工友间有患肺病疗养已甚久者，薪水是否按月照发给案。议决：舒小来患病留院医疗业已多日，一九三九年起每月当给予津贴五元，至年底再作讨论。又袁昆（坤）山、[二]陈小宝、冯贵卿三名咸有肺病，本院应令去职回家静养，至薪给标准则规定如下：

（1）不到一年，则发一月薪。

（2）第一年满期，发国币五十元。

（3）第二年满期，加发国币三十元。

（4）自第三年起，每年按加发十元。

【校记与考释】

［一］"老洪先生"，洪兰生，下同，不另出校。

［二］"昆"，据相关文献校作"坤"。

【说明】

（一）此记录失载年份，据相关文献当是 1938 年。

（二）此文献现藏于宁波市档案馆，编号：306-1-16，误编入 1937 年卷宗，应编入 1938 年卷宗。

华美医院俸金房金报告表（1938 年 12 月份）

一九三八年十二月俸金房金报告表（1938.12.24）

	姓名	俸金	房租	姓名	俸金	房租
	丁立成	$200.00		卢绪申	$26.00	
	洪约翰	$170.00		袁坤山	$8.00	
	马友芳	$120.00		任阿毛	$20.00	
	刘贤良	$100.00	$20.00	冯示运[七]	$8.00	
	黄景霞	$90.00		高小（孝）魁（奎）	$8.00	
	俞俊玑	$75.00		郁宏生	$8.00	
	黄师母	$40.00		林定甫	$12.00	
医	张开甫	$50.00		朱华成[八]	$8.00	
药	王南扬	$50.00		李汉林	$8.00	
部	郑真恩	$15.00		周正水	$10.00	
	张家道	$40.00		徐杏之	$8.00	
	陆秀章	$25.00		任愿恩	$8.00	
	张和卿	$30.00		冯玉美[九]	$4.00	
	李志良	$2.00		刘家人	$6.50	
	陈树汉	$40.00		舒家人	$4.00	
	王净政	$35.00		张家人	$6.00	
	鲍家惠	$30.00		张家人	$4.00	
	郑其炳	$36.00		邬家人	$4.00	

	姓名	俸金	房租		姓名	俸金	房租
医药部	裘瑞珠	$25.00		大厨房	徐小定[一〇]	$6.50	
	王品珍	$20.00			张阿根	$8.00	
	陆玲（镜）玲[一]	$20.00			舒家人	$4.00	
	石韫玉	$20.00			单家人	$4.00	
	戴玉青	$25.00			冯贵卿	$8.00	
	沈守德	$20.00			王水顺	$8.00	
	杨望信	$15.00			陈世奎	$13.00	
	盛阳春	$25.00				$366.00	
	徐淑卿[二]	$20.00			刘秀凤	$20.00	
	徐乃于	$20.00			陈东财	$16.00	
	陈顺英	$7.50			冯阿友	$9.00	
	李一之[三]	$20.00			冯岳琴[一一]	$8.00	
	徐莲卿[四]	$10.00			舒阿三	$8.00	
	周杭生	$5.00			裴祖信[一二]	$8.00	
	刘瑞香[五]	$6.00			马才君[一三]	$6.00	
	邵坚奉[六]	$7.00				$75.00	
	李美英	$2.00		管理部	洪兰荪	$40.00	$10.00
	黄慧芬	$5.00			马时飔	$90.00	
	余君华	$2.00			倪素琴	$33.00	
	范秀云	$2.00			洪兆藩	$30.00	
	朱锡恩	$10.00			陈尚新	$20.00	

续表

	姓名	俸金	房租		姓名	俸金	房租
医药部	杨宏琳	$30.00		维持修理部		$213.00	$10.00
	高维清	$30.00			郁云卿	$70.00	
		$1494.50	$20.00		沈余来	$20.00	
工作部	奚大根	$14.00			王岳定[一四]	$15.00	
	张升满	$13.00			童春兰	$12.50	
	张文政	$13.00			董阿桂（贵）	$10.50	
	戴顺昌	$8.50				$128.00	
	冯志荣	$9.00		公益部	周云青	$35.00	
	舒文明	$9.50			董秀云	$45.00	
	陈小宝	$9.50			陈桂芬（棻）[一五]	$30.00	
	袁金水	$10.00			吴慧理	$33.00	
	王和福	$13.50			吴桂玲[一六]	$33.00	
	董彼得	$9.50				$176.00	
	舒小来	$10.50			房金		$30.00
	滕阿灿	$9.00			俸金	$2377.50	
	卢绪孝	$29.00					

附注：

　　1. 高维清女士，月薪念（廿）元，于十一月十五号至十二月底，计一月半，计国币三十元正。

　　2. 陈顺英女士，月薪十五元，因上月多付七元五角，于十二月份扣下七元五角正。

3. 葛力子医生，月薪国币一百元正，此账另付。

本月多付老洪先生十元，系小洪误会，^{〔一七〕}此款拟于明年一月份扣除。时飏

【校记与考释】

〔一〕第一个"玲"，据相关文献校作"镜"。

〔二〕"徐淑卿"，亦见写作"徐淑青"，以上诸名均指同一人，下同，不另出校。

〔三〕"李一之"，亦见写作"李一支"，以上诸名均指同一人，下同，不另出校。

〔四〕"徐莲卿"，亦见写作"徐连卿""徐连青"，以上诸名均指同一人，下同，不另出校。

〔五〕"刘瑞香"，亦见写作"刘蕊香"，以上诸名均指同一人，下同，不另出校。

〔六〕"邵坚奉"，亦见写作"邵金凤""邵坚凤"，以上诸名均指同一人，下同，不另出校。

〔七〕"冯示运"，亦见写作"冯时运""冯司运"，以上诸名均指同一人，下同，不另出校。

〔八〕"朱华成"，一般写作"朱华臣"，以上诸名均指同一人，下同，不另出校。

〔九〕"冯玉美"，亦见写作"冯玉梅"，以上诸名均指同一人，下同，不另出校。

〔一〇〕"徐小定"，亦见写作"徐孝定""徐小廷""徐小庭""徐孝庭"，以上诸名均指同一人，下同，不另出校。

〔一一〕"冯岳琴"，亦见写作"冯岳定""冯岳成"，以上诸名均指同一人，下同，不另出校。

〔一二〕"裴祖信"，亦见写作"裴祖兴""裴阿信""裴祖升"，以上诸名均指同一人，下同，不另出校。

〔一三〕"马才君"，亦见写作"莫才君"，疑"马""莫"近形相混，两存之，疑以上诸名均指同一人，下同，不另出校。

〔一四〕"王岳定"，亦见写作"黄岳定"，疑"王""黄"近音相混，两存之，疑以上诸名均指同一人，下同，不另出校。

〔一五〕"芬"，据相关文献校作"菜"，下同，不另出校。

〔一六〕"吴桂玲"，亦见写作"吴桂林""吴桂琳""吴桂吟"，以上诸名均指同一人，下同，不另出校。

〔一七〕"小洪"，洪兆藩。

【说 明】现存《华美医院俸金房金报告表（1938 年 1—12 月份）》，限于篇幅，此处仅收录是年 12 月份作参考，此文献现藏于宁波市档案馆，编号：306-1-18。

华美医院膳金报告表（1938 年 12 月份）

一九三八年十二月份膳金报告表（1938.12.31）

	〔姓〕〔名〕〔一〕	〔膳〕〔金〕〔二〕		〔姓〕〔名〕	〔膳〕〔金〕
医药部	俞俊玑	$6.51	工作部	奚大根	$6.51
	张开甫	$6.51		张升满	$6.51
	张家道	$6.51		张文政	$6.51
	陆秀章	$6.51		高小（孝）魁（奎）	$6.51
	郑真恩	$6.51		林定甫	$6.51
	李惠章	$6.51		张阿根	$6.51
	张和卿	$6.51		任愿恩	$6.51
	李志良	$6.51		徐杏之	$6.51
	蒋友栻	$6.51		周正水	$6.51
	陈树汉	$6.51		李汉林	$6.51
	鲍家惠	$6.51		郁宏生	$6.51
	郑其炳	$2.10		冯时运	$6.51
	朱锡恩	$6.51		陈孝宝	$6.51
	王品珍	$6.51		冯思荣	$6.51
	李一之	$6.51		任阿毛	$6.51
	陆镜玲	$6.51		王水顺	$6.51
	石韫玉	$6.51		冯贵卿	$6.51
	陈顺英	$6.51		戴顺昌	$6.51
	徐乃于	$6.51		王和福	$6.51
	徐淑青	$6.51		徐孝定	$6.51
	杨望信	$6.51		吕道明	$6.51
	沈守德	$6.51		陈世奎	$6.51

	〔姓〕〔名〕	〔膳〕〔金〕		〔姓〕〔名〕	〔膳〕〔金〕
医药部	高维清	$6.51	工作部	舒文明	$6.51
	张华英	$6.51		朱华成	$6.51
	胡巧芸	$6.51		单阿妈	$6.51
	徐路得	$6.51		舒阿妈	$6.51
	陈召梅	$6.51		邬阿妈	$6.51
	杨淑贞	$6.51		张阿妈	$6.51
	吴 徇	$6.51		刘阿妈	$6.51
	胡淑（叔）云〔三〕	$6.51		张阿妈	$6.51
	鲍云华	$6.51		冯美玉〔四〕	$8.61
	金兆德	$6.51		董彼得	$8.61
	顾灵恩	$6.51		袁金水	$8.61
	崔玉仙〔五〕	$6.51		滕阿灿	$8.61
	王秀霞	$6.51		袁坤山	$8.61
	郑西铭	$6.51			$238.35
	丁玉贞〔六〕	$6.51	大厨房	刘秀凤	$6.51
	顾月秀	$6.51		陈东财	$6.51
	焦爱莲	$6.51		冯阿友	$6.51
	杨雅美〔七〕	$6.51		冯岳琴	$6.51
	王恩美〔八〕	$6.51		舒阿三	$6.51
	王惠棣	$6.51		裴祖信	$6.51
	董润兰	$6.51		马才君	$6.51
	李文英	$6.51		病人 3357	$723.77
	闻汉珍	$6.51			$769.34
	干桂凤	$6.51	管理部	陈尚新	$6.51
	徐菊青〔九〕	$6.51		洪兆藩	$3.78
	丁主定	$6.51			$10.29

续表

	〔姓〕〔名〕	〔膳〕〔金〕		〔姓〕〔名〕	〔膳〕〔金〕
医药部	张素娥	$6.51	维持修理部	丁训谟	$6.51
	王秀之（云）〔一○〕	$6.51		沈余来	$6.51
	李华英	$6.51		王岳定	$6.51
	黄慧芬	$6.51		童春兰	$6.51
	周杭生	$6.51		董阿根	$6.51
	刘 健	$6.51			$32.55
	俞振华	$6.51	公益部	周云青	$6.51
	徐莲卿	$6.51		董秀云	$6.51
	范秀容〔一一〕	$6.51		陈桂芬（菜）	$6.51
	邵坚奉	$6.51		吴慧理	$6.51
	戴玉青	$8.61		吴桂玲	$6.51
	裘瑞珠	$8.61			$32.55
	沈定香	$8.61		膳金总数	$1488.59
		$405.51			

附注:

405.51+238.35+6.50+10.30+32.55+32.55=725.76

【校记与考释】

〔一〕"姓名"，据相关文献补，下同，不另出校。

〔二〕"膳金"，据相关文献补，下同，不另出校。

〔三〕"淑"，据相关文献校作"叔"，下同，不另出校。

〔四〕"冯美玉"，亦见写作"冯梅玉"，以上诸名均指同一人，下同，不另出校。又，疑"冯美玉""冯梅玉""冯玉美""冯玉梅"诸名均指同一人，下同，不另出校。

　　〔五〕"崔玉仙"，亦见写作"崔玉先"，以上诸名均指同一人，下同，不另出校。

　　〔六〕"丁玉贞"，亦见写作"丁玉珍""丁玉真"，以上诸名均指同一人，下同，不另出校。

　　〔七〕"杨雅美"，亦见写作"杨雅梅"，以上诸名均指同一人，下同，不另出校。

　　〔八〕"王恩美"，亦见写作"王恩梅"，以上诸名均指同一人，下同，不另出校。

　　〔九〕"徐菊青"，亦见写作"徐菊卿"，下同，不另出校。

　　〔一〇〕"之"，据相关文献校作"云"，下同，不另出校。

　　〔一一〕"范秀容"，亦见写作"范秀蓉"，以上诸名均指同一人，下同，不另出校。

【说 明】现存《华美医院膳金报告表（1938 年 1—12 月份）》，限于篇幅，此处仅收录是年 12 月份作参考，此文献现藏于宁波市档案馆，编号：306–1–18。

华美医院 1937—1938 年度收支表

收方			
1938 年度金额	1937 年度金额	号码	科目
50915.10	59033.86		住院收入
17291.20	20420.10	0	病人房金
0.00	0.00	1	病人房金
9192.00	10457.31	2	病人膳金
0.00	0.00	3	病人膳金
5995.80	6586.58	4	药科
6612.10	6515.72	5	注射
3870.00	4710.80	6	查验
4409.00	6288.85	7	手术
3541.00	4014.50	8	照镜
4.00	40.00	9	（特看费）特别费
31041.91	23556.32		门诊收入
19379.31	11389.22	10	药科
3325.75	3826.65	11	注射
1048.50	1102.57	12	查验
456.53	576.32	13	手术
2758.92	2435.80	14	照镜
1971.90	1940.76	15	门诊挂号
2101.00	2285.00	16	门诊特别
0.00	0.00	17	特别费
6022.76	5254.21		什费
1912.20	3076.70	20	出诊
2261.30	1942.83	21	验船费

续表

1938 年度金额	1937 年度金额	号码	科目
			收方
16.00	2.18	22	电灯
777.70	232.50	23	什项
1055.56	0.00	24	（汽车汽油费）特别费
8353.63	6123.89		司库收入
0.00	0.00	30	年会经费
0.00	0.00	31	偿还税率
161.46	595.00	32	中国捐款
4202.24	2773.40	33	西国捐款
3407.22	2223.68	34	利率
582.71	159.55	35	什项
0.00	372.26	36	特别费
29585.80	32828.50		病人存款
125919.20	126796.78		

科目		号码	1937 年度金额	1938 年度金额
支方				
职务费			41454.29	46361.72
	薪俸膳食	40	20328.11	19334.88
	药品供品	41	18774.41	23252.51
	照镜	42	2137.96	2957.69
	特别费（书籍）	43	213.81	816.64
工务费			26360.22	28142.28
	工资膳食	50	5209.98	6290.86
	供品	51	735.57	1007.23
	燃料	52	4944.28	3946.68
	电灯	53	2000.37	1942.96
	洗衣	54	2094.03	1692.05
	大厨房	55	7565.94	7634.67
	伙食厨房	56	1821.46	986.28

支方			
科目	号码	1937 年度金额	1938 年度金额
什项	57	1988.59	2267.36
特别费（汽车修理费及汽油等）	58	0.00	2374.19
管理费		4362.46	5200.04
薪俸膳食	60	2438.68	2556.52
旅费	61	669.64	558.67
印刷文具	62	715.30	925.66
邮电	63	357.26	403.99
什项	64	181.58	755.20
特别费	65	0.00	0.00
事务费		4885.51	6577.04
工资膳食	70	1808.05	1867.71
修理	71	1645.97	1556.09
生财	72	332.25	1165.78
机械仪器	73	247.41	1173.10
改建	74	345.28	278.27
什项	75	506.55	536.09
特别费	76	0.00	0.00
病人退款		34347.50	28646.60
公益事务费		2772.71	3953.61
薪俸膳食	80	1474.91	2160.63
什项	81	1297.80	1792.98
什费		5899.33	4416.22
恩施	90	5208.76	4143.34
送礼	91	55.48	73.25
税率	92	209.81	60.45
什项	93	425.28	139.18
结余额		6714.76	2621.69
		126796.78	125919.20

【说明】此文献现藏于宁波市档案馆，编号：306-1-18。